Knaur

Alle Angaben in diesem Buch beruhen auf dem aktuellen Stand von Wissenschaft und Forschung. Grundsätzlich sollten jedoch alle Befindlichkeitsstörungen mit einem Arzt besprochen werden, ehe eine Selbstbehandlung vorgenommen wird. Insbesondere muß abgeklärt werden, daß die vorliegenden Beschwerden nicht Symptome von Krankheiten sind, die dringender ärztlicher Behandlung bedürfen. Für den Erfolg bzw. die Richtigkeit der Anwendungen in jedem Einzelfall können Autoren, Produzenten oder Verlag keinerlei Gewähr übernehmen.

Über die Autorin:

Anne Kläs-Strothmann studierte Pharmazie in Passau und München und arbeitete anschließend in verschiedenen Apotheken. In der Zeit zwischen 1984 und 1997 engagierte sie sich als wissenschaftliche Redakteurin für Pharmazie bei einer ärztlichen Fachzeitschrift. Seit der Geburt ihrer beiden Söhne ist sie als freie Medizinjournalistin in München tätig.

Anne Kläs-Strothmann

Ginseng

Natürlich jung und vital
Vorbeugen, stärken und heilen
mit der asiatischen Heilpflanze

Knaur

Besuchen Sie uns im Internet:
www.droemer-knaur.de

Originalausgabe März 1999

Redaktion: Maryna Zimdars
Umschlaggestaltung: Agentur Zero, München
Satz: Ventura Publisher im Verlag
Druck und Bindung: Ebner Ulm
Printed in Germany
ISBN 3-426-82247-4

5 4 3 2 1

Inhalt

Vorwort: Ginseng – ein altes Naturheilmittel

Die chinesische Kräuterheilkunde kennt rund 6000 wirksame Pflanzen, aber um kaum eine andere Heilpflanze ranken sich so viele Mythen und Legenden wie um den Ginseng. Seine Form erinnert häufig an eine menschliche Gestalt oder eine Alraune und brachte dem Ginseng in China auch den Namen Menschenwurzel ein und die eigentümliche Gestalt regte die Phantasie an. Lange bevor chemische Untersuchungen ihre Inhaltsstoffe analysieren konnten, stellte man aus seinem Aussehen eine mystische Verbindung zum Menschen her und leitete daraus die besonderen Kräfte ab. Er ist eines der ältesten Naturarzneimittel der Menschheit. Seine Heilkraft wurde gerühmt und sein Wert mit Gold aufgewogen. Zwar erlangt niemand durch Ginseng »Unsterblichkeit«, aber die heute mit wissenschaftlichen Methoden nachgewiesenen Eigenschaften reichen aus, um ihm eine Sonderstellung in der modernen Pflanzenheilkunde einzuräumen.

Bereits seit vielen Jahrhunderten wird Ginseng in Asien, besonders in Korea, China und Vietnam, sowie seit mehr als 100 Jahren in Nordamerika in Kulturen gezogen. Das Hauptexportland ist Korea, wo der Ginsenganbau und die Ginsengforschung nach dem Koreakrieg unter besonderer staatlicher Förderung und Kontrolle wieder aufgebaut wurden. Außerdem werden in der ganzen Welt, so auch in der Bundesrepublik, seit langem Versuche unternommen, Ginseng anzubauen.

Was Sie über Ginseng wissen sollten

Die Ginseng Familiensaga

Der koreanische Ginseng ist das Oberhaupt einer großen Familie mit vielen echten und einigen falschen Freunden. Der Ginseng gehört zur botanischen Familie Panax mit verschiedenen Unterarten. Die echten Ginseng-Wurzeln, als Roter oder Weißer Ginseng im Handel, gehören zwei wichtigen Arten an. Hauptsächlich aus dem ostasiatischen Bereich ist dies Panax ginseng C. A. Meyer mit seinen Unterarten und daneben der kanadisch-amerikanische Panax quinquefolium. Außerdem gibt es eine verwirrende Zahl von Pflanzen mit der Bezeichnung Ginseng, die diesen Namen, zumindest botanisch gesehen nicht tragen dürften. Vielfach sind es umgangssprachliche Bezeichnungen, die sich auf eine gewisse Ähnlichkeit dieser Pflanzen hinsichtlich der Wirkungen berufen, ob zurecht oder nicht, sei dahingestellt. Sie profitieren aber zweifellos von der Popularität des echten Ginseng.

Der zweite »Entdecker« beanspruchte den Ruhm

Panax ginseng C. A. Meyer ist der botanische Name der Pflanze, die die koreanische oder chinesische Ginseng-Wurzel liefert. Korrekterweise müßte sie Panax schinseng coraiensis Nees heißen. Der deutsche Botaniker Christian Gottfried Nees hat sich als erster zu Beginn des letzten Jahrhunderts systematisch mit dieser Pflanze beschäftigt. Offenbar war er sehr beeindruckt von ihren heilenden Fähigkeiten und hielt den Namen Panax, ein aus dem Griechischen abgeleitetes Wort für Allheil- oder Wundermittel, für angemessen. Die Artbezeichnung umschreibt mit chinesischen Worten schinseng oder jen-shen das menschenähnliche Aussehen der Wurzel. Der von Nees untersuchte Ginseng war, wie der Zusatz coraiensis zeigt, koreanischen Ursprungs.

Einige Jahre später veröffentlichte auch der damalige Leiter des Botanischen Gartens in St. Petersburg, Carl Anton Meyer, Arbeiten über Ginseng, den er bei Forschungsreisen in Asien kennengelernt hatte. Nach ihm hat sich die jetzige Bezeichnung international durchgesetzt.

Die Ginsenggewächse gehören zu der in Ostasien und einigen Gebieten Amerikas verbreiteten Familie der Araliaceen, die bei uns nur durch den Efeu vertreten ist. In Asien liegt rund um den 40. Breitengrad, in den Bergwäldern Koreas, der Mandschurei und im sibirischen Ussurigebiet die Heimat von Panax ginseng. Dort findet er die idealen Lebensbedingungen: gemäßigte Temperaturen zwischen 20° und 25° C im Sommer und kalte, aber frostfreie Winter, hohe Luftfeuchtigkeit und schattenspendende Laubbäume.

Der oberirdische Teil der etwa 50 Zentimeter hohen Pflanze ist unauffällig. Ein aufrechter, gerader Stengel trägt fingerförmige, zugespitzte Blätter. Erst nach drei bis vier Jahren entwickeln sich unscheinbare Blütendolden und eßbare rote Beerenfrüchte. Die Samen werden durch die Exkremente von Vögeln verbreitet. Im Herbst verliert die Pflanze ihre Blätter, der Stengel vertrocknet und wächst im nächsten Frühjahr aus der Wurzelknolle neu nach. Damit der Wurzelhals im Laufe der Zeit nicht über die Oberfläche hinauswächst, schrumpft der Wurzelkörper immer etwas ein. An diesen eingezogenen Ringen erkennen Sie das Alter der Pflanze. Die Wurzeloberfläche wird mit zunehmendem Reifegrad runzeliger.

Nur die Wurzel ist interessant

Medizinisch interessant ist nur die gelblich-weiße fleischige Ginseng-Wurzel. Nach vier bis sechs Jahren, wenn sie ausgewachsen ist, erreicht sie eine Länge von 8 bis höchstens 20 Zentimetern. Sie besteht meist aus einem oder zwei dicken, nach unten schmaler werdenden Wurzelsträngen, die sich weiter in viele, lange Wurzelfasern verzweigen. Ältere Wurzeln sind zur Spitze hin meist gekrümmt. Die Pflanze reagiert sehr empfindlich auf äußere Einflüsse wie Boden, Klima oder Krankheiten. Außerdem entwickelt sie sich ungewöhnlich langsam. Frühestens nach 18 Monaten beginnen die Samen zu keimen. Auch wenn die Pflanze ausgereift ist, nimmt die Qualität der Wurzel noch weiter zu. Wilde Ginseng-Wurzeln sollen 200 bis 300 Jahre alt werden.

Tabelle : Die wichtigsten Ginseng-Arten

UMGANGSSPRACHE	BOTANISCHER NAME	HERKUNFT
Echter, koreanischer oder asiatischer Ginseng	Panax ginseng C. A. Meyer	China, Korea, GUS-Staaten, Japan
Amerikanischer Ginseng	Panax quinquefolium	USA, Kanada, China
Südchinesischer Sanchi Ginseng	Panax pseudoginseng var. notoginseng	China, Japan
Japanischer Chikusetsu Ginseng	Panax pseudoginseng var. japonicus	Japan
Sibirischer Ginseng, Taigawurzel	Eleutherococcus senticosus (Acanthopanax senticosus)	GUS-Staaten, Korea

Weitere Panax-Arten

Zweifellos ist der chinesisch-koreanische der bekannteste Ginseng. Medizinisch verwendeter Ginseng ist in der Regel Panax ginseng C. A. Meyer. Eine hohe Qualität weist aber auch der amerikanische oder kanadische Panax ginseng quinquefolium auf. Er ist der nächste Verwandte des asiatischen Ginseng. Die Pflanze ist im Aussehen und in ihren Ansprüchen dem asiatischen sehr ähnlich. Sie ist aber insgesamt kleiner, die Wurzel hat eine hellgelbliche bis bräunliche Farbe. Aufgrund der größtenteils identischen Wirkstoffe wird sie wie der koreanische Ginseng verwendet. Allerdings hat das Wirkungsspektrum andere Schwerpunkte. Beide werden als echter Ginseng bezeichnet.

Der Amerikanische Ginseng erobert China

Der Ursprung dieser Unterart liegt im Osten Kanadas und den nordöstlichen Staaten der USA. Daher rührt die Bezeichnung Amerikanischer Ginseng, obwohl er auch in verschiedenen Regionen des Himalaja und in Thailand gefunden wurde. Fast unbekannt in den übrigen Kulturen, haben die indianischen Ureinwohner Amerikas ihren Ginseng schon lange auf die gleiche Art wie in Asien verwendet und als Heilpflanze sehr geschätzt. In der Medizin der weißen Bevölkerung wurde er aber lange Zeit nicht akzeptiert. Die Kolonialmächte entdeckten Anfang des 18. Jahrhunderts die Wurzel als wertvolles Handelsgut und exportierten sie in großen Mengen überwiegend nach Asien. In der Qualität entsprach sie zwar nicht immer den einheimischen Wurzeln, dennoch fand der Amerikanische Ginseng besonders in China großes Interesse, weil er wesentlich billiger war. In kurzer Zeit waren die natürlichen

Vorkommen in Nordamerika fast leergeplündert. Amerikanischer Ginseng wird heute auch in Asien angebaut und dort ebenfalls medizinisch angewendet.

Tabelle: Eigenschaften im Vergleich

ART	WIRKUNGSSCHWERPUNKTE
P. ginseng C. A. Meyer	starkes Yang-Tonikum, für schwache und für ältere Menschen, bei Kältezuständen
P. quinquefolium	beeinflußt als Tonikum stärker Yin als Yang, für jüngere, weniger geschwächte; wirkt kühlend bei aktiven und gestreßten Menschen
Eleutherococcus senticosus	neutrale Wirkung, hauptsächlich ausgleichend, hat die mildeste Wirkung

Drei bekannte Verwandte

Neben diesen beiden werden heute zahlreiche hochwertige Panax-Unterarten auch in Kulturen angebaut. Die wichtigsten sind:

1. Panax pseudoginseng (Sanchi-Ginseng), der wild gelegentlich noch in Südchina, Vietnam und einigen Himalajastaaten vorkommt. Die Wurzel ist kurz und gedrungen von rötlicher Farbe. Die seltenen alten wildgewachsenen Exemplare sind sehr wertvoll und werden in mehreren asiatischen Ländern angebaut. Obwohl er ein echter Panax ist, wird er nicht als allgemeines Tonikum verwendet, sondern als sehr wirksames schmerzlinderndes, blutstillendes und entzündungshemmendes Mittel, das außerdem besondere Herzwirksamkeit aufweist.

2. Die japanische Unterart Panax japonicus, auch Panax Chikusetsu genannt, wächst nicht nur in Japan, sondern auch in den Nachbarländern. Sie läßt sich erfolgreicher kultivieren als andere und wird in größeren Mengen zur Arzneimittelherstellung verwendet. Sie kann medizinisch als Ersatz für Panax ginseng eingesetzt werden, hauptsächlich bei Magen-Darm-Beschwerden.
3. Die als Sibirischer Ginseng oder Taigawurzel, im Englischen auch als »Stacheliger Ginseng« bezeichnete Wurzel von Eleutherococcus senticosus ist zwar ein Araliengewächs, gehört aber nicht zu den Panax-Arten. Der Strauch kommt in China, Korea und im Osten der GUS vor. Aufgrund der ähnlichen stimulierenden Wirksamkeit wird er als hochwertiger und gleichwertiger Ersatz für den echten Ginseng angesehen. Im Vergleich zum echten oder Amerikanischen Ginseng hat er die mildeste Wirkung.

Das Deutsche Arzneibuch kennt nur eine Art

Trotz der großen Gemeinsamkeit, die Panax ginseng C. A. Meyer und Panax quinquefolium hinsichtlich ihrer medizinischen Wirkung haben, führt das Deutsche Arzneibuch nur Panax ginseng C. A. Meyer auf, während die anderen Ginseng-Arten als qualitätsmindernde Verfälschungen gelten. Allerdings enthält das Homöopathische Arzneibuch sowohl Panax quinquefolium als auch den asiatischen Panax notoginseng, auch Pseudoginseng genannt. Die weißen Wurzeln von Panax ginseng sind auch in den Arzneibüchern mehrerer asiatischer und europäische Länder enthalten. In Amerika und Großbritannien ist Ginseng ein nahrungsergänzendes Lebensmittel.

Nicht jeder Ginseng ist ein Ginseng

Für Verwirrung sorgt häufig, daß auch Pflanzen, die aufgrund ihrer arzneilichen Eigenschaften Ähnlichkeit mit Ginseng aufweisen oder ähnlich aussehen, umgangssprachlich als Ginseng bezeichnet werden. Botanisch gehören sie oft nicht zur Panax-Familie. Einige von ihnen sind Heilkräuter in der chinesischen Medizin. Andere haben gar keine medizinische Bedeutung. Wegen der zum Teil grundsätzlich anderen Wirkungen dürfen sie natürlich nicht als Ersatz für den echten Ginseng oder die anderen gebräuchlichen Ginseng-Arten und Eleutherococcus verwendet werden. Mitunter wird Ihnen der eine oder andere falsche Ginseng in Kräuterbüchern begegnen, deshalb an dieser Stelle ein kurzer Überblick.

Frauen-Ginseng, Dang Gui, Angelica sinensis
Auch bekannt als chinesische Angelikawurzel, ist er zwar kein Panax, wird aber in der asiatischen Medizin sehr häufig für alle Arten von Frauenleiden verwendet. Er enthält pflanzliche Östrogene, die regulierend auf Menstruationsbeschwerden wirken. Er ist ein ausgewogenes Yin-Tonikum, stärkt das Immunsystem und hilft nicht nur Frauen. Sein Wirkungsschwerpunkt sind die Verdauung und das Blut. In Kombination mit Ginseng, als Yang-Tonikum, ist er ein idealer Energielieferant.

Kanadischer Ginseng, Golden Seal Hydrastis canadensis.
Die alkaloidhaltige Wurzel ist bei uns besser bekannt als Kanadische Gelbwurzel und ein gebräuchliches verdauungsförderndes sowie blutstillendes Mittel.

Falscher Ginseng, dan shen, Codonopsis pilosula, Windglocke
Die Wurzel sieht der Ginseng-Wurzel sehr ähnlich und ist darum manchmal eine preiswerte Ginseng-Verfälschung. Sie hat auch ähnliche, tonisierende aber wesentlich schwächere Wirkung als Ginseng. In der chinesischen Medizin und Küche zur Anregung der Verdauung sehr gebräuchlich. Bei leichten chronischen Beschwerden ersetzt er oft den echten Ginseng.

Ayurvedischer Ginseng, Aschwangandha, Withania somnifera
Dieser indische Ginseng wird hauptsächlich in der ayurvedischen Medizin als Stärkungsmittel für Männer benutzt.

Alaskischer Ginseng, Echinopanax horridum
Er ist verwandt mit dem echten Ginseng, enthält aber andere Wirkstoffe und wird medizinisch nur begrenzt in der Volksmedizin seiner Heimat benutzt.

Blauer oder Gelber Ginseng, Caulopyllum thalictroides
Heißt auch Cohosh und ist eine Berberitze aus dem Osten der USA.

Ginsenganbau und -verarbeitung heute

Heute ist der Ginsenganbau insbesondere in China und Korea ein moderner Industriezweig. In diesen Ländern bedecken ausgedehnte Plantagen ganze Landstriche. Aber auch die Massenproduktion wird immer noch von den besonderen Bedürfnissen dieser äußerst anspruchsvollen Pflanze bestimmt. Sie stellt spezielle Anforderungen an Klima und Boden, die nur wenige Regionen auf der Welt erfüllen. Am wohlsten fühlt sie sich im gemäßigten Klima ihrer klassischen

Herkunftsländer mit nicht zu heißem Sommer und frostfreiem Winter.

Besonders hochwertige Wurzeln wachsen an den sanft abfallenden, bewaldeten Nord- und Nordosthängen bis in etwa 1000 Meter Höhe. Sie brauchen viel Feuchtigkeit, und wenn der Regen nicht ausreicht, wird regelmäßig bewässert. Im Flachland ersetzen Strohschutzdächer, die das direkte Sonnenlicht abhalten, die schattenspendenden Laubbäume.

Früher wurde Ginseng erst wieder auf dasselbe Feld gepflanzt, wenn dies 10 bis 15 Jahre lang brachgelegen hatte. Inzwischen beträgt diese Ruhezeit nur noch zwei Jahre, wenn zuvor besonders stickstoffliefernde Pflanzen angebaut und eingearbeitet wurden. Während der Ruhezeit wird der Boden mehr als zehnmal gepflügt. Zur Bodenverbesserung trägt man heute nicht mehr regelmäßig dicke Humusschichten auf, sondern ist in Korea beispielsweise zu anderen, aber ausschließlich natürlichen Düngemitteln wie Stein- und Knochenmehl, Sand, Kompost, Mulch übergegangen.

Kontrollierter Anbau mit intensiver Betreuung

Bis eine nicht einmal handgroße Ginsengwurzel von guter Qualität geerntet werden kann, hat sie viele Jahre intensiver Betreuung erfahren. Erst nach vier Jahren liefert eine Pflanze vermehrungsfähige Samen. Diese hartschaligen Samenkapseln benötigen, wenn sie nicht vorgezogen werden, in den Saatbeeten anderthalb bis zwei Jahre, bis sie sprießen. Während dieser Zeit müssen sie regelmäßig bewässert und fast täglich kontrolliert werden. Die Jungpflanzen bekommen natürliche Nährstoffe. Die ersten Laubblätter und Stengel werden mit der Hand entfernt. Mulch und feiner Lehm schützen sie im Winter. Im dritten Jahr wird zum erstenmal und später noch

ein- bis zweimal umgesetzt. Die hochwertigen Ginseng-Wurzeln werden dann endlich nach sechs bis sieben Jahren geerntet. Durch verbesserte Anbaubedingungen und optimale äußere Verhältnisse kann diese Zeit heute um ein bis zwei Jahre verkürzt werden. Auch solche vierjährigen Wurzeln haben durchaus die für Arzneimittel vorgeschriebene Qualität.
Wie die meisten Arbeiten in der Ginseng-Kultur ist auch die Ernte weitgehend Handarbeit. Vorsichtig, um die feinen Haarwurzeln nicht zu beschädigen, wird die Wurzel im Herbst aus dem Boden gezogen, mit feinen Bürsten von der noch feuchten Erde befreit, gewaschen und getrocknet.

Verschiedene Konservierungsmöglichkeiten

Auch nach der Ernte geht die Intensivpflege weiter, und die nachfolgende Verarbeitung entscheidet noch einmal über die Qualität. Frische Ginseng-Eurzeln sind eine äußerst verderbliche Ware. Wegen des hohen Feuchtigkeitsgehalts von etwa 70 Prozent sind sie sehr anfällig gegen Fäulnis und Schimmel. Nach dem Waschen muß gründlich aber schonend bei niedrigen Temperaturen getrocknet werden. Das Trocknen kann an der Luft, aber ohne direkte Sonneneinstrahlung geschehen. Die trockenen Wurzeln haben eine bräunliche oder gelblich-weiße Oberfläche mit längs verlaufenden Runzeln. Häufig werden sie mit Schwefel gebleicht. Sie sind hart und spröde, mit einem glatten, mehligen Bruch. Der weißlich-gelbe Querschnitt zeigt einen äußeren braunen Kambriumring. So kommen sie als Weißer Ginseng in den Handel.
Es werden aber auch moderne, schonende Methoden wie Gefriertrocknen oder spezielle Extraktionsverfahren angewendet, um die Wurzeln zu konservieren und zur weiteren Verarbeitung vorzubereiten.

Rot oder Weiß?

In Korea ist ein spezielles Konservierungsverfahren Tradition. Hierfür sind nur die mindestens sechsjährigen Wurzeln geeignet, die unter den besten Bedingungen im Hochland gezogen wurden. Der gesäuberte Ginseng wird mit Wasserdampf behandelt, über Holzkohle geräuchert und dann langsam getrocknet. So verändert er seine Konsistenz, wird wachsartig durchscheinend und sehr fest. Durch chemische Umwandlungen ändert die Wurzel dabei ihre ursprüngliche Farbe in ein kräftiges Orangerot. Es entsteht der wesentlich teurere Rote Ginseng. Er ist also keine eigene Ginseng-Art, sondern vielmehr ein, nach Meinung der Hersteller, veredeltes Produkt. Ob damit im Vergleich zum Weißen Ginseng tatsächlich eine Steigerung der medizinischen Wirksamkeit verbunden ist, kann nicht eindeutig belegt werden. Als Besonderheit enthält der Rote Ginseng neben den Ginsenosiden, die in den weißen Wurzeln der gleichen Art zu finden sind, andere Ginsenoside und außerdem die phenolische Verbindung Maltol. Sicher ist, daß für den Roten Ginseng nur die hochwertigsten Wurzeln verarbeitet werden. Und insofern ist möglicherweise schon ein Qualitätsunterschied vorhanden, der seinen Preis wert ist.

Äußere Faktoren bestimmen die Qualität

Der Ginsenosidgehalt spiegelt aber auch äußere Faktoren wie Wachstumsbedingungen, Güte des Bodens und Saatguts, des Alters und nicht zuletzt auch Art der Aufbereitung und Verarbeitung wider. Welche entscheidende Rolle das Alter spielt, wird daran deutlich, daß die Gesamtginsenoside einer Wurzel zwischen dem vierten und fünften Jahr von 150 auf 770 Milligramm ansteigen können. In den Jahren zuvor und dann auch vom fünften bis sechsten Jahr ist die Zunahme wesentlich weniger deutlich. Hinsichtlich der Ginsenoside macht es jedoch keinen Unterschied, ob die Wurzel eines Ginseng gleicher Stammpflanze wild gewachsen ist oder unter optimalen Bedingungen in einer Plantage.

Powervolle Inhaltsstoffe

Seit den 60er Jahren wird intensiv daran gearbeitet, die vielschichtige Wirkung des Ginsengs auch biologisch aufzuschlüsseln. Besonders russische und japanische Wissenschaftler haben die Grundlagen des heutigen Wissens gelegt. Bei der großen Menge von Inhaltsstoffen entdeckten sie eine Gruppe von chemisch eng verwandten Substanzen, der die Hauptwirkung zuzuschreiben ist. Es handelt sich um vier- oder fünfgliedrige, steroidähnliche Ringverbindungen mit unterschiedlichen Zuckeranteilen. Da sie in allen echten Ginseng-Arten vorkamen und zuvor aus keiner anderen Pflanze bekannt waren, bekamen sie den Namen Ginsenoside oder Panaxoside. Chemisch zählen sie zu den Saponinen, also seifenartigen Verbindungen, die verbreitet in Heilpflanzen anzutreffen sind. Nach und nach konnten zahlreiche unterschiedliche Ginsenoside charakterisiert werden, die sich jeweils durch einen anderen Zuckerrest auszeichneten. Bis heute sind mindestens 30 Haupt- und Nebenginsenoside bestimmt. Sie wurden mit Kürzeln und Ziffern wie Rg, Rb, Ra oder Ro gekennzeichnet. Ihr Verteilungsmuster, also die anteiligen Mengen einzelner Ginsenoside und die Gesamtmenge sind charakteristisch für den jeweiligen Ginseng-Typ und entscheiden über seine Wirkungsschwerpunkte.

Die Wirkstoffsuche konzentrierte sich zunächst auf die Wurzel. Es stellte sich aber heraus, daß mit Ausnahme der Samen auch die übrigen Pflanzenteile Saponine enthalten. Allerdings ist sowohl der Gesamtgehalt und der Anteil bestimmter Ginsenoside in den einzelnen Pflanzenteilen sehr verschieden. Innerhalb der Wurzel ist der Wirkstoff auf die Kambriumschicht konzentriert. In den Seiten- und in den feinen Haarwurzeln ist die Konzentration drei- bis zehnmal höher als in der Hauptwurzel. Die Hauptwurzel einer sechsjährigen Pflanze enthält bis zu 3 Prozent Ginsenoside.

Wenig Beachtung finden die Ginseng-Blätter, obwohl sie sogar doppelt so große Ginsenosid-Mengen enthalten können wie die Wurzeln. Üblicherweise werden sie nicht medizinisch verwendet, sind als aufbauender Heiltee durchaus zu empfehlen und außerdem wesentlich billiger.

Auf das Verhältnis kommt es an

Heute können einzelnen Ginsenosiden bestimmte biologische Wirkungen oder Wirkungsschwerpunkte im Organismus zugeordnet werden. Deshalb sind in gewissen Grenzen die mehr oder weniger deutlichen Wirkungsunterschiede der Ginseng-Typen erklärbar, denn das Verhältnis bestimmter Ginsenosid-Gruppen zueinander scheint für den Wirkungsschwerpunkt einer Ginseng-Art verantwortlich zu sein. So wird verständlich, warum beispielsweise in der Praxis mit dem amerikanischen Ginseng andere Effekte erzielt werden als mit dem koreanischen. Als die wichtigsten Vertreter zweier chemisch unterschiedlich aufgebauter Ginsenosid-Gruppen mit unterschiedlichem Wirkungsprofil werden Rb_1 und Rg_1 angesehen. Während Rb_1 unter anderem streßmindernd wirkt, hat Rg_1 eher stimulierende Eigenschaften. Im asiatischen Ginseng beträgt das Verhältnis von Rb_1 zu Rg_1 im allgemeinen 1:2, in den Wurzeln aus amerikanischen Kulturen dagegen 5:1.

Tabelle: Ginsenoside

GINSENG-ART	WICHTIGE GINSENOSIDE										
	Ra	Rb_1	Rb_2	Rc	Rd	Re	Rf	Rg_1	Rg_2	Rh_1	Ro
P. ginseng C.A. Meyer	+	+	++	+	+	+	+	+	+	+	+
P. quinquefolium[1]	–	++	+	+	++	++	–	+	+	–	+
P. notoginseng[2]	–	++	–	–	+	+	–	++	+	+	–
P. japonicus	–	–	–	–	++	–	–	–	–	–	+++

zusätzliche Ginsenoside: Rb_3[1], F_2[1], Gypenosid XVII[1,2]
+ gering ++ mittel +++viel

Trotz der überwiegenden Übereinstimmung in den wesentlichen Inhaltsstoffen, ist es strenggenommen nicht richtig, ganz allgemein von einer Ginseng-Wirkung zu sprechen. Um so notwendiger ist es, die Ginseng-Zubereitungen auf einen definierten Wirkstoffgehalt einzustellen.
Neben den Ginsenosiden enthalten die Ginseng-Wurzeln ein Gemisch unspezifischer Pflanzeninhaltsstoffe wie Oleanolsäure, Aminosäuren, Sterine und Stärke, außerdem geringe Mengen ätherisches Öl. 5 Prozent des Trockengewichts bestehen aus Kohlenhydraten in Form von Zucker. Man findet verschiedene Peptide, wichtige Mineralstoffe und Spurenelemente. Zu erwähnen sind die B-Vitamine B_1, B_2 und B_{12}, Vitamin A und C sowie Niacin und die Spurenelemente Fluor, Selen, Vanadium und Germanium.
In verschiedenen Untersuchungen wurde versucht, isolierte Ginsenoside entsprechend ihrem Wirkungsschwerpunkt zu verwenden. Die Ergebnisse waren wenig überzeugend. Es hat

sich auch hier bestätigt, daß pflanzliche Wirkstoffe am effektivsten in der natürlichen Vielfalt all ihrer Komponenten wirken.

Tabelle: Zusätzliche Inhaltsstoffe

Aminosäuren:	Alanin, Arginin, Asparaginsäure, µ-Aminobuttersäure, Glycin, Isoleucin, Phenylalanin, Prolin, Tyrosin, Valin
Kohlenhydrate:	Pektin, Polysaccharide, Stärke, Zellulose
Mineralstoffe:	Aluminium, Eisen, Kalium, Kalzium, Kupfer, Magnesium, Natrium, Phosphor
Phenolische Verbindungen:	Maltol (nur im Roten Ginseng), Salizylsäure, Vanillinsäure
Spurenelemente:	Chrom, Germanium, Kobalt, Mangan, Molybdän, Nickel, Selen, Vanadium, Zink
Terpene:	Acetylene, Ätherisches Öl
Vitamine:	Biotin, Folsäure, Nicotinsäure, Nicotylamid, Pantothensäure, Vitamin A, Vitamin B1, B2, B12, Vitamin C
Zucker:	Fructose, Glucose, Maltose, Saccharose, Trisaccharide

Gegensätze definieren die Wirkung

Seit Tausenden von Jahren hat Ginseng einen festen Platz in der chinesischen und asiatischen Medizin. Wie fast keine andere Pflanze wirkt sie ausgleichend und stärkend auf den gesamten Organismus. Einerseits berichten unzählige Legenden von den einzigartigen Fähigkeiten dieser Pflanze. Zum anderen aber gehört sie nachweislich zu den Heilpflanzen, die auf eine unendlich lange Geschichte ununterbrochener praktischer Anwendung zurückblicken kann.

Es würde wesentlich leichter fallen, die Wirkung zu verstehen, wenn Ginseng Teil eines Gesundheitssystems wäre, bei dem der Ausgleich disharmonischer Lebensabläufe und die Erhaltung eines primär gesunden Organismus an erster Stelle stehen.
Auf allen Ebenen des ostasiatischen Lebens begegnen Ihnen die Begriffe Yin und Yang, ob im geistigen oder, allerdings heute nur noch sehr selten, auch im alltäglichen Leben. Yin und Yang beschreiben die dynamische Gesetzmäßigkeit, der alle Erscheinungsformen des Lebens unterworfen sind. Sie sind die beiden gegensätzlichen Teile, die sich ergänzen und gegenseitig ausgleichen, um ein Ganzes zu bilden. In Licht und Schatten, Wärme und Kälte, Leben und Tod zeigen sich die gegensätzlichen Pole, die sich anziehen und gleichzeitig abstoßen. Da sie ohne einander nicht existieren können, muß der eine abnehmen, wenn der Partner wächst.
Yin wird der ruhenden Energie, Kälte und Dunkelheit sowie der weiblichen Komponente zugeordnet. Yang umschreibt die Aktivität, das Licht, die Wärme und den männlichen Gegenpart. Trotz ihrer Gegensätzlichkeit enthalten beide auch jeweils einen Teil des anderen. Darüber hinaus sind es Yin- und Yang-Kräfte, die allen Wandlungsprozessen zugrunde liegen. Sie setzen die Energie frei und unterhalten das Leben, das Wachsen und Vergehen.

Wechselspiel der Energien

Dieses Prinzip von Gleichgewicht und Harmonie umfaßt das grenzenlose Universum ebenso wie den Mikrokosmos des menschlichen Körpers. Hierauf basiert auch die chinesische Medizin mit ihrem übergeordneten Gesundheits- und Krankheitsbegriff. Alle Zellen, Organe und schließlich das ganze

komplexe System des Organismus werden durch ein harmonisches Yin- und Yang-Verhältnis zusammengehalten. So kann es Gesundheit nur geben, wenn alle Partner im Gleichgewicht zueinander stehen. Es darf kein Übermaß an Aktivität (Energie) im Vergleich zur ruhenden Masse vorliegen und weder zuviel Hitze noch Kälte. In diesem Wechselspiel werden auch die wichtigen Organe, Funktionen und körpereigene Stoffe, oder besser ihre Energien, einem Yin- oder Yang-Status zugeordnet, der auch ihre gegenseitige Abhängigkeit kenntlich macht. So sind die Yin-Organe Herz oder Niere mit den Yang-Organen Dünndarm oder Blase verbunden. Wird der Stoffwechsel durch eine Tasse starken Kaffee beispielsweise zu gesteigerter Aktivität angeregt, so werden Yin-Substanzen vermehrt verbraucht und es entsteht ein Yin-Mangel. Im umgekehrten Fall kann bei mangelnder Stoffwechselaktivität die Versorgung des Organismus nicht mehr in allen Bereichen ausreichend sein. Es liegt ein Mangel an Yang-Aktivität vor.
Die Gesundheit zu erhalten oder Krankheiten zu behandeln ist die Fähigkeit, die wichtigen, sich ergänzenden Organe und Funktionen des Körpers im Gleichgewicht zu halten.

Der Energiefluß der Kräuter

Die Heilkräuter nehmen in der chinesischen Medizin einen ganz wichtigen Platz ein. Die einzelnen Kräuter werden entsprechend ihrem Temperaturverhalten eingeteilt, das die Wirkung auf das Yin- und Yang-Gleichgewicht kennzeichnet. Yang-Kräfte sind anregend, erwärmend, sie aktivieren den Stoffwechsel und den Blutfluß. Sie werden als heiß oder bei schwächerer Wirkung als warm bezeichnet. Wirken Kräuter dagegen eher beruhigend und verlangsamen den Energiefluß,

zählen sie zu den kalten Yin-Kräutern. Ausgeglichene Yin-Yang-Aktivität ist neutral.
Chinesische Heilkräuter werden zusätzlich nach dem Geschmack geordnet. Er kennzeichnet die wichtigsten therapeutischen Eigenschaften, ihre Wirkung auf bestimmte Zielorgane. Ginseng beispielsweise hat die Qualitäten warm, süß und leicht bitter, seine Zielorgane sind Milz und Lunge. Anhand ihrer Yin-Yang-Aktivität können die traditionellen chinesischen Kräuterrezepturen ganz individuell nach den Bedürfnissen der Patienten zusammengestellt werden.

Qi aktiviert unser Immunsystem

Energie oder Vitalität werden in der chinesischen Medizin mit dem Begriff Qi bezeichnet. Qi läßt das Blut zirkulieren, die Lunge Luft ein- und ausatmen. Es veranlaßt uns zu laufen oder zu denken. Im weiteren Sinne ist es auch das Qi, das uns vor krankmachenden Keimen schützt, also das Immunsystem aktiviert. Qi-aktive Substanzen wie Ginseng können die Energielage im Körper regulieren und damit insgesamt verbessern. Sie unterstützen auf diese Weise das reibungslose Zusammenspiel einzelner Organe und des Körpers insgesamt.

Wirkung auf die Hormone

Die Herrscherdroge Ginseng zeichnet sich durch eine milde Wirkung aus, die bei oberflächlicher Beurteilung nicht gleich ins Auge springt. Aber mit Hilfe moderner spezifischer Analysemethoden konnten ihre besonderen Fähigkeiten, zumindest teilweise, entdeckt werden. Viele dieser Analysen haben das traditionelle chinesische Wissen nur bestätigen können.

Gleichzeitig stellte sich heraus, daß es ein ähnliches therapeutisches Prinzip aus natürlichen Stoffen in der westlichen Medizin bisher nicht gibt.
Chinesische Heilkundige haben die Wirkung vieler Heilkräuter als tonisierend beschrieben, da sie in der Lage sind, sowohl das Qi, das Blut als auch Yin- und Yang-Kräfte zu vermehren, zu stärken und zu unterstützen. Sie können auf diese Weise verschiedene Formen der Leere, des Mangels, beeinflussen.
Der Schlüssel für die Einzigartigkeit des Ginsengs und artverwandter Pflanzen scheint in ihrer Schutzwirkung gegenüber Belastungssituationen zu liegen. Dieser Effekt wurde als adaptogene Wirkung bezeichnet.
Der menschliche Organismus verfügt über verschiedene Mechanismen, die das physiologische innere Gleichgewicht erhalten können. Aber durch zahlreiche innere und äußere Einflüsse sind diese Steuermechanismen leicht außer Kraft zu setzen. Viele dieser Vorgänge werden nach westlicher Definition durch Hormone gesteuert. Sie fungieren als Boten des Zentralnervensystems und reagieren äußerst sensibel auf äußerliche Einflüsse, die Sie mit Streß vergleichen können. Streßhormone haben im Organismus vielfältige Aufgaben. Sie sind beispielsweise am Auf- und Abbau von Energiereserven beteiligt, beeinflussen die Funktion von Herz, Muskeln und Leber und regen den Stoffwechsel an. Ähnliche Aufgaben erfüllen auch die Schilddrüsenhormone, das Insulin oder Adrenalin. All diese Mechanismen entsprechen entweder einer Yang-Förderung oder bei beruhigenden, kühlenden Vorgängen einer Yin-Kräftigung. Nach westlichem wissenschaftlichem Sprachgebrauch ist dies eine Anpassung des neuroendokrinologischen Systems.

Heilkräuter als Harmoniespender

Heilkräuter gehören im chinesischen Therapiekonzept fast immer zur Basisbehandlung. Besonders wegen ihrer Fähigkeit, die Harmonie zwischen den verschiedenen Bereichen des menschlichen Organismus und dem Makrokosmos seiner Umgebung herstellen zu können, stehen die tonisierenden Heilpflanzen an erster Stelle. Ausgleichend und stärkend zu wirken, entspricht dem wichtigsten Therapieziel der chinesischen Heilkunde.

Harmonisierende Heilkräuter mildern Risikofaktoren

Wie zahlreiche Untersuchungen und Erfahrungen aus der Praxis zeigen, erlaubt Ginseng dem Organismus, sich widrigen äußeren Umständen anzupassen. Das mögen für den einen schon schlechte Wetterbedingungen sein, dunkle Wintertage, die ihm aufs Gemüt schlagen. Im anderen Fall sind es aggressive Krankheitserreger oder die Folgen einer nebenwirkungsreichen Therapie mit Medikamenten. Fest steht, daß die Anpassungsfähigkeit eines jeden Organismus beschränkt ist. Entscheidend für das Entstehen einer Krankheit ist darum zunächst nicht einmal die schädigende Ursache, sondern die Möglichkeiten oder Unmöglichkeit des Organismus, darauf angemessen zu reagieren.

Wie zu den Zeiten, als der Mensch noch von wilden Tieren oder menschlichen Feinden angegriffen wurde, reagiert er auf Attacken durch Aktivierung von Hormonen. Sie stimulieren das sympathische Nervensystem und die Nebennieren, so daß Sie schneller atmen, Ihr Herz schneller schlägt und besser pumpt, Blutdruck und Blutzuckerspiegel ansteigen und Verdauungsvorgänge reduziert. Nur so kann sich der Körper wehren, kann sich mit dem Feind auseinandersetzen, sei es durch Flucht oder Angriff.

Reizantworten in Schwung bringen

Die Besonderheit der harmonisierenden Heilkräuter wie Ginseng liegt darin, biochemische und physiologische Ungleichgewichte, die ganz verschiedene Ursachen haben und Krankheiten auslösen können, im Organismus auszugleichen. Oder, um im Bild zu bleiben, sie verarbeiten die überschießenden Feindabwehrreaktionen, die sich gegen den Körper selbst richten. Auf der anderen Seite können sie aber auch ungenügende Reizantworten aktivieren. Diese Fähigkeit wurde bisher weder bei einem synthetischen Arzneimittel noch bei isolierten Pflanzenwirkstoffen festgestellt.
Es sollte trotz der Popularität von harmonisierenden Heilpflanzen aus der chinesischen Medizin aber nicht vergessen werden, daß es auch bei uns wirksame pflanzliche Stärkungsmittel und Beruhigungsmittel gibt. Allerdings haben sie in der Regel eine andere Wirkungsrichtung. In vielen Fällen handelt es sich um Bitterstoffdrogen, die zusätzlich häufig ätherische Öle enthalten. Sie werden als generelle Tonika oder Tonika amara bezeichnet. Vorwiegend sollen sie als appetitanregende und verdauungsfördernde Mittel zur Stärkung beitragen. Zu diesen Heilpflanzen zählen beispielsweise Enziangewächse, Wermut, Angelika, Zimt oder Kalmus. Einige kombinierte Rezepturen enthalten auch Ginseng. In bezug auf die Bitterstoffe sind ebenfalls vegetativ anregende Wirkungen nachgewiesen. Zu den traditionellen ausgleichenden und dämpfend wirksamen Heilpflanzen gehören Baldrian, Hopfen, Melisse und ebenfalls Ginseng. Was der westlichen Medizin also fehlt, sind die adaptogenen Heilpflanzen.

Ginseng – König der Kräuter

An erster Stelle, also als König unter Königen, steht in der Hierarchie der Heilpflanzen der Ginseng. Sein Gebrauch war zunächst ausschließlich für Herrscher und Könige reserviert und sollte ein langes Leben auf hoher geistiger Ebene ermöglichen. Im Shen-Nung-Heilmittelbuch wird Ginseng folgendermaßen beschrieben: *Die Wurzel ist süß vom Geschmack und von warmer Temperatur. Sie besänftigt den Geist und kräftigt die Herzenergie. Außerdem stoppt sie Furcht und Erregung und stärkt die Weisheit im Menschen.*

Ginseng erfaßt den ganzen Körper

Neuere Arzneibücher betonen die stärkende Ginseng-Wirkung auf die fünf wichtigsten inneren Organe Leber, Herz, Lunge, Niere und Milz. Nach traditioneller chinesischer Vorstellung werden speziell die Milz und der Magen als die Quelle des Lebens, der Lebensenergie Qi angesehen. Dies deckt sich im übrigen mit der großen Bedeutung, die die westliche Naturheilkunde dem Verdauungssystem in bezug auf die wesentlichen Körperfunktionen beimißt. Nur zu verständlich ist es darum, daß eine Pflanze, die hier ihre Wirkung entfaltet, zu jeder Zeit in der chinesischen Medizin größtes Ansehen hatte. Ginseng soll nach anderen überlieferten Quellen in der Lage sein, Seele und Geist günstig zu beeinflussen, Ängste zu nehmen und das Leben zu verlängern, die Durchblutung zu fördern und Vergeßlichkeit zu bessern. Seine Wirksamkeit beschränkt Ginseng nie auf ein Organ allein, sondern erfaßt den ganzen Körper. So können konstitutionell schwache oder durch Krankheit geschwächte Patienten davon profitieren.
Im Laufe der Zeit wurden die Anwendungsgebiete immer

umfassender und detaillierter beschrieben. Meist in Verbindung mit anderen Heilkräutern war er ein häufig benutztes Mittel gegen Magen- und Darmstörungen, Bronchialbeschwerden, Blutungen, Schlafstörungen und Schmerzen, half bei Schwangerschaftsbeschwerden.
Nicht selten werden Rezepturen aus jener Zeit auch heute noch im Original verwendet, andere wurden immer wieder an neue Erkenntnisse angepaßt.

Anwendungsgebiete laut chinesischem Arzneibuch

- Erschöpfungszustände mit drohendem Kollaps, begleitet von kalten Gliedern und schwachem Puls
- Stärkung von Milz und Lunge
- Anregung der Bildung von Körperflüssigkeit und zur Nervenberuhigung.

Anwendungsgebiete nach dem deutschen Arzneibuch

- als Tonikum zur Stärkung und Kräftigung bei Müdigkeits- und Schwächegefühl
- bei nachlassender Leistungs- und Konzentrationsfähigkeit sowie in der Rekonvaleszenz

Häufigste medizinische Anwendung in China heute

- Wiederbelebung Sterbender, bei Schock und Herzversagen (in Verbindung mit Eisenhut)
- Impotenz, sexuelle Funktionsstörungen
- geistige Müdigkeit
- länger andauernde Erschöpfung mit Müdigkeit und Schlaflosigkeit
- Diabetes, nicht insulinpflichtig, milde Form: mögliche Reduzierung des Blutzuckerspiegels um 40–50 mg/dl innerhalb von zwei Wochen mäßiger bis schwerer Diabetes: Anwendung zur Unterstützung von Insulin

- Verdauungsschwäche und verminderte Nahrungsaufnahme, besonders älterer Patienten; zur Appetitanregung
- bei Krebspatienten zur Anregung des Appetits und zur Unterstützung des Immunsystems
- Asthma und Kurzatmigkeit
- psychische Störungen

Verwendung des amerikanischen Ginsengs bei den Indianern

- weibliche Unfruchtbarkeit
- Müdigkeit, als anregendes, stärkendes Mittel
- Tuberkulose
- zur Stärkung der geistigen Leistungsfähigkeit
- Augenheilkunde
- zur Fiebersenkung
- Allheilmittel bei allen schweren Krankheiten von Kindern und Erwachsenen

Ginseng aus westlicher Sicht

Wie die Wertschätzung für Ginseng in der asiatischen Welt, so haben in der westlichen Vorbehalte und Ablehnung ihre lange Tradition. Die überzogenen, fast mystischen Vorstellungen von Ginseng als einem Allheilmittel, das lebensverlängernd und potenzsteigernd wirkt, sind nur schwer auszurotten. Aber weder die traditionelle und noch weniger seine heutige Anwendung in asiatischen Ländern lassen einen solchen Schluß zu. Denn in der chinesischen Medizin ist Ginseng immer ein Heilmittel gewesen, das die »Rundum-Gesundheit« stärkt.

Wissenschaftliche Annäherung

Aufgrund der pharmakologischen Forschung werden dem Ginseng heute im wesentlichen zwei Wirkungsrichtungen zugeordnet:

1. Ginseng ist in der Lage, die Widerstandskraft des Organismus gegen schädliche äußere und auch krankheitsbedingte innere Einflüsse zu verbessern. Für diese spezielle Eigenschaft des Ginseng und einiger anderer Drogen wurde der Begriff adaptogene Wirkung eingeführt.
2. Die Anti-Ermüdungswirkung erhöht die körperliche und geistige Leistungsfähigkeit unter Belastungsbedingungen ganz unterschiedlicher Ursache. Diese Effekte spielen sich sehr wahrscheinlich auf einer hormonellen Ebene ab.

Diese nüchterne Analyse kann zwar das umfassende östliche Arzneimittelbild von Ginseng nicht umfassend wiedergeben, aber es ist eine Basis, auf der eine Annäherung zweier grundlegend unterschiedlicher Auffassungen von Gesundheit und Krankheit möglich ist. Die vielen Mißverständnisse in bezug auf Ginseng waren zum großen Teil auch kulturell bedingt. In der chinesischen Medizin wird den Heilkräutern eine für uns verwirrende Vielfalt von Anwendungsmöglichkeiten zugesprochen, die sich auf den ganzen Menschen beziehen. Ihre Heilkraft besteht gerade darin, Ausgeglichenheit und Stärke wiederherzustellen. Westliche Medikamente sind dagegen im allgemeinen auf die Therapie von bestimmten Krankheiten und Symptomen ausgerichtet. Eine Arzneipflanze wie Ginseng, die beispielsweise sowohl anregend als auch beruhigend ist, die blutdrucksteigernd und -senkend wirkt und sich dabei nach den jeweiligen Erfordernissen des Körpers richten kann, ist schwer in westliche Systeme einzugliedern. Aber das wachsende Interesse an pflanzlichen Arzneistoffen hat Ginseng auch unter westlich ausgerichteten Medizinern zu Anerkennung verholfen. Er ist als Droge in den großen europäischen Arzneibüchern vertreten. Hauptsächlich ist Ginseng nach wie vor eine Heilpflanze für die Selbstmedikation, aber sie wird durchaus als Phytotherapeutikum auch von Ärzten angewendet, die sonst nicht nach der klassischen chinesischen Medizin behandeln.

Stärkung der Widerstandskraft durch Adaptogene

Als Adaptogen (harmonisierend) wird ein pflanzlicher Stoff bezeichnet, der unspezifisch gegen verschiedene Arten von negativen Einflüssen wirksam ist. Mit seiner Hilfe kann der Organismus sich besser gegen störende oder krankmachende Einflüsse zur Wehr setzen. Auf diese Weise wird die Widerstandskraft des Körpers unterstützt und verstärkt. Tritt eine Belastung auf, ist er besser in der Lage, sich darauf einzustellen und entsprechend zu reagieren. Er paßt sich der veränderten Situation an, er adaptiert sich. Dieser Schutz kann gegen viele unterschiedliche Einflüsse wirksam werden, ob physikalischer, chemischer, biologischer oder psychischer Art. Das können ebenso seelische oder körperliche Überbeanspruchungen (Streß) sein wie Infektionen oder Belastungen durch Umweltgifte oder therapeutische Bestrahlung.
Die Eigentümlichkeit dieser Wirkung des Ginsengs und anderer harmonisierender Heilpflanzen liegt jedoch darin, daß sie erst dann aktiviert wird, wenn der Organismus tatsächlich in Schwierigkeiten ist. Andere stimulierende Stoffe wirken andauernd und unabhängig von der momentanen Verfassung. Außerdem ist ein Adaptogen immer normalisierend. Es be-

grenzt eine überschießende Reaktion und steigert eine Unterversorgung. Für Ginseng bedeutet dies, daß er je nach Bedarf sowohl anregende als auch beruhigende Eigenschaften hat. Vorbedingung für die Verwendung als Adaptogen ist, daß die Substanzen die normalen physiologischen Funktionen des Körpers beeinflussen, nicht örtlich begrenzt oder spezifisch wirken und frei von Nebenwirkungen sind. Beobachtet wurde dieses Phänomen zum erstenmal als charakteristische Wirkung des Ginsengs und später auch in ähnlicher Weise bei anderen Pflanzen, wie dem sibirischen Ginseng Eleutherococcus.

So hilft Ginseng den Streß abzuwehren:

- entschärft negative Streß-Folgen durch Regulierung des Streßhormon-Systems,
- erleichtert den Energiegewinn der Zellen,
- verstärkt den Abbau von giftigen Abbauprodukten des Stoffwechsels,
- fördert die zelleigenen anabolen Peptide (anabolmimetisch),
- führt zu einer ökonomischeren Sauerstoffverwertung,
- stärkt die Anpassungsfähigkeit Ihres Biorhythmus.

Ginseng als Tonikum

Pflanzliche Kräftigungsmittel, auch Tonika genannt, werden im Westen häufig allenfalls als Jungbrunnen mit zweifelhafter Wirkung abgetan. Bei den ostasiatischen Völkern haben sie dagegen große Bedeutung, sowohl in der täglichen Gesundheitsvorsorge als auch zur Behandlung akuter Störungen. Unbestritten ist Ginseng der wichtigste Vertreter der tonisierenden Kräuter. Weder in der allopathischen noch in der homöopathischen westlichen Medizin gibt es hierfür vergleichbare pflanzliche Mittel. Die besondere Fähigkeit von Ginseng als Tonikum ist, den allgemeinen Gesundheitszustand und das Wohlbefinden zu verbessern, die körperliche und geistige Aktivität und Leistungsfähigkeit zu erhalten und Müdigkeit und Abgeschlagenheit zu bekämpfen. Diese Wirkungen sind unabhängig vom Alter und der gesundheitlichen Situation des Menschen. Älteren kann Ginseng helfen, die beschwerlich werdenden Aufgaben im Alltag besser zu meistern, jüngere unterstützt er vielleicht in einem anstrengenden Beruf. Abgesehen von den allgemeinen, aufbauenden Eigenschaften ist Ginseng auch nützlich, um einen krankheitsbedingten Leistungsabfall, wie er beispielsweise als Begleiterscheinung bei einer Blutarmut auftritt, zu mildern. Es hat sich auch gezeigt, daß der Körper Krankheiten oder größere Anstrengungen besser verkraftet und sich schneller wieder erholt. Eine ganz wichtige Aufgabe von tonisierenden Pflanzen ist es auch, das Immunsystem zu stärken, so daß der Organismus widerstandsfähiger gegen Krankheiten wird.

Mentale Bereiche werden gestärkt

Der tonisierende Effekt wirkt sich auch auf verschiedene Bereiche des Gehirns aus. Nachweislich nehmen Konzentrationsvermögen, Gedächtnis, geistige Aktivität und Beweglichkeit zu. Ginseng kann allgemein zur Verbesserung der Stimmung beitragen, leichte Formen der Depression oder Schlaflosigkeit bessern. Ginseng wirkt nicht nur bei regelmäßiger Einnahme auf lange Sicht stärkend und kräftigend, sondern kann auch zur Leistungssteigerung vor besonderen Anforderungen, sei es körperlicher oder geistiger Art, kurzfristig angewendet werden. Oft genügt das, um bei einer langen Autofahrt oder einer Prüfung fit zu bleiben. Als anregendes

Mittel ist Ginseng wesentlich besser geeignet als etwa Kaffee oder Nikotin, weil es keine negativen Folgeerscheinungen gibt. Im Gegenteil wirkt es ja gerade gesundheitsfördernd.

Heilmittel für Gesunde?

Unbestritten tragen viele unserer schlechten Lebensgewohnheiten und nicht zuletzt Streß eine Mitschuld an den verbreiteten Zivilisationserkrankungen. Die schlimmen Folgen des Streß zeigen sich besonders dann, wenn die persönlichen Abwehrmechanismen nicht in der Lage sind, angemessen zu reagieren. Das führt zu übertriebenen Antworten des Körpers im Moment der Belastung und zeigt sich dann in seiner Unfähigkeit, anschließend möglichst schnell wieder zur Normalität zurückzukehren. Dem Organismus wird so unnötig viel abverlangt, was auf die Dauer zu einem schnelleren Verschleiß führen kann. Hier liegt gerade die Bedeutung der harmonisierenden Heilpflanzen wie Ginseng. Sie unterstützen ihn, die Abwehr schnell auf Höchstleistung zu bringen und sorgen anschließend für eine bessere Entspannung. Dies gilt nicht nur für einzelne herausragende Streßsituationen, sondern erst recht für die Summe solcher Ereignisse, die im Laufe des Lebens auf Sie einwirken. So tragen sie mit dazu bei, die unausweichlichen Abnützungserscheinungen zu mildern. Die gleichzeitige Stärkung des Immunsystems mobilisiert eine zweite Kraft, Krankheiten abzuwehren und Gesundheit zu erhalten.

Aber gibt es nicht Menschen, die sowohl eine gesunde Streßabwehr beherrschen als auch über einen psychisch und physisch einwandfrei funktionierenden Körper verfügen? Kann eine so unspezifische Prophylaxe auch ihnen noch einen Nutzen bringen? Zunächst einmal ist es zweifelhaft, daß es jemandem gelingt, sein Leben lang diesem Idealbild der absoluten Gesundheit zu entsprechen. Unsere Lebensbedingungen sind nun einmal für niemanden streßfrei. Die Unterstützung, die Ginseng auch dem (noch) Gesunden bietet, wird auf lange Sicht sehr wahrscheinlich für jeden von Vorteil sein. Auch wenn es nicht das ewige Leben ist.

Mechanismen einiger biochemischer Ginseng-Effekte

Untersuchungen wurden sowohl mit der Droge selbst als auch mit Gesamtextrakten oder einzelnen isolierten Wirkstoffen durchgeführt. Es zeigte sich, daß die hauptwirksamen Komponenten der aktiven Inhaltsstoffe die Ginsenoside sind. Die biochemischen Effekte des Ginsengs lassen sich auf einige wesentliche Mechanismen zurückführen. Auf unterschiedliche Weise beeinflussen sie das endokrine System, also die Regelkreise zwischen Hypothalamus, Hypophyse und Nebennierenrinde. Diese steuern wiederum den Stoffwechsel, enzymatische und hormonelle Vorgänge oder die Übertragung von Nervenimpulsen.
Ginseng greift auf unterschiedliche Art in die Tätigkeit des Zentralnervensystems ein, indem er die Leistungsfähigkeit der Hirnrinde verbessert. Er kann eine wichtige Rolle im Katecholaminstoffwechsel spielen. Die Katecholamine, Gewebshormone wie Adrenalin, Noradrenalin und Dopamin beispielsweise, sind Botenstoffe im sympathischen Nervensystem, die bei Streß und körperlicher Belastung vermehrt ausgeschüttet werden. Ginseng-Extrakt erhöht den Dopamin- und Noradrenalingehalt im Gehirn und senkt gleichzeitig den Anteil von Serotonin, einem weiteren Neurotransmitter. Ginseng ist allerdings weder ein aufputschendes noch ein dämpfendes Mittel wie die üblichen Stimulanzien Koffein oder Nikotin. Als

adaptogene Substanz tritt er den Anforderungen entsprechend jeweils ausgleichend auf. Er steigert Konzentration, Reaktions- und Leistungsfähigkeit und wirkt beruhigend bei Überreizungen. Als Hintergrund für diese sowohl Streß als auch Stimmung beeinflussende Wirkung wird heute ein opiatähnlicher Effekt auf Teile des Gehirns vermutet.
Ginseng stimuliert die Produktion von Nebennieren-Hormonen, aktiviert den Wachstumsfaktor und fördert so die Neubildung von Nervenfasern. Er wirkt auch als Energielieferant, indem er die Biosynthese von Eiweißstoffen im Blut, in der Niere, der Leber und anderen Zellen anregt. Insofern verhält er sich ähnlich wie ein Anabolikum. Allerdings fördert er auf nichthormonellem Wege und ohne daß im Körper spezifische Ginsenosid-Rezeptoren vorhanden wären, die Umwandlung von Nahrungsstoffen in körpereigene Substanzen. Diese Wirkung in Zellen und Geweben ist mit dem Effekt der Wachstumshormone vergleichbar.

Ginseng beeinflußt den Glukosespiegel

Speziell zur Leber scheint Ginseng eine besondere Beziehung zu haben. Auf verschiedene Weise greift er in ihren Kohlenhydrat- und Fettstoffwechsel ein. Er erhöht den Umsatz und die Ausscheidung von Cholesterin. Es ist bekannt, daß durch körperliche Anstrengung die Glukosewerte im Blut abfallen, während der Milchsäuregehalt steigt. Unter Ginseng-Einnahme kehrt sich dieser Effekt um: Die Konzentration der Milchsäure nimmt unter Belastung weniger zu, während die Glukose erhöht ist. Andererseits senkt Ginseng den Blutzuckerspiegel, wenn keine Belastung vorliegt. Hierin könnte eine Erklärung für die Anti-Ermüdungswirkung liegen. Möglicherweise spielt es dabei eine Rolle, daß unter Ginseng-Einfluß nicht wie sonst

Glukose zur Versorgung der arbeitenden Muskeln dient, sondern Fettsäuren oxidiert werden. Interessanterweise scheinen für die Leistungssteigerung auch die oxidationshemmenden Ginseng-Bestandteile verantwortlich zu sein. Hierzu zählen die Phenolsäuren und Maltol, das nur im roten Ginseng enthalten ist. Krankhaft erhöhte Glukosespiegel, wie sie beim Diabetes mellitus vorliegen, werden dagegen gesenkt und die insulinproduzierenden Zellen der Bauchspeicheldrüse angeregt. Es ist wahrscheinlich, daß für diese Effekte nicht allein die Ginseng-Saponine zuständig sind.
Ginseng unterstützt auch das Herz-Kreislaufsystem auf unterschiedliche, oft widersprüchliche Weise. Dosisabhängig wird einmal der Blutdruck gesenkt, im anderen Fall angehoben, mal die Herzfunktionen angeregt, dann wieder gedrosselt. Ein typischer Fall der adaptogenen Wirkungsweise, der die Regulierung anhand der aktuellen physiologischen Gegebenheiten vornimmt. Inzwischen ist bekannt, daß Rb_1 überwiegend senkend auf den Blutdruck wirkt, während Rg_1 ihn zunächst anhebt, dann aber wieder angleicht. Ginseng kann außerdem die Toleranz des Herzmuskels gegenüber einer Unterversorgung mit Sauerstoff und einer Mangeldurchblutung erhöhen. Ein Teil dieser Herzwirksamkeit läßt sich wahrscheinlich dadurch erklären, daß Ginseng den Kalzium-Transport zwischen den Muskelzellen des Herzens und der Gefäße beeinflußt.

Das Immunsystem wird gestärkt

Von besonderem Interesse sind die Ginseng-Wirkungen in bezug auf das Immunsystem. Ginseng ist in der Lage, auf ganz verschiedene Weise auf die an der Abwehr von Krankheiten beteiligten Vorgänge von Thymus, Milz, Lymphknoten und Knochenmark einzugreifen und sowohl spezifische als auch unspezifische Immunreaktionen anzuregen. Nachgewiesen wurde eine Steigerung der spezifischen Antikörperproduktion nach einer Antigenreizung eine Zunahme der Leukozytenzahl, von Makrophagen und T-Helferzellen. Die Phagozytoserate von Leber und Milz, also die Vernichtung der eingedrungenen Fremdkörper, wurde ebenso gesteigert wie die Zahl der Lymphozyten, der weißen Blutkörperchen. Mit Ginseng behandelte Tiere antworteten auf virale oder bakterielle Infektionen mit einer gesteigerten Produktion von Interferon, einem körpereigenen Hemmstoff, der die Keimvermehrung unterbindet. Die Behandlung einer akuten Virus-Hepatitis wurde durch die Stärkung der Immunitätslage deutlich verbessert. Ginseng scheint regulierend auf die Darmflora, eines der wichtigsten Immunsysteme des Organismus, einzuwirken. Während die milchsäurebildenden Bakterien zunahmen, wurden die Fäulniserreger verdrängt. Ginseng hat zwar keine direkten antibiotischen Eigenschaften, aber er macht den Körper weniger anfällig gegenüber Infektionen durch Bakterien oder Viren. Es gibt Hinweise, daß Ginseng möglicherweise die Entwicklung von AIDS und HIV-Infektionen verzögern kann

Günstige Wirkung auf die Blutbildung

Ginseng kann die Abwehr gegen äußere Schädigungen auch durch die Aktivierung des blutbildenden Systems beeinflussen, insbesondere des Knochenmarks. Eine der stärksten Schädigungen für den Organismus sind ionisierende Strahlen, die sich insbesondere auf die Funktionsfähigkeit des Rückenmarks auswirken. Versuchstiere zeigten nach Einnahme von Ginseng eine deutliche Zunahme immunkompetenter Blutbestandteile. Auch die zusätzliche Ausschüttung von Erythropoietin, als Epo nicht nur unter Radfahrern bekannt, unterstützt die Blut-

bildung. Epo wird besonders bei Sauerstoffmangel in den Nieren gebildet und führt zu einer raschen Zunahme der roten Blutkörperchen. Diese günstige Ginseng-Wirkung auf die Blutbildung hat sich bereits in der Praxis bewährt.
Immer deutlicher stellt sich heraus, welche große Bedeutung den Freien Radikalen, insbesondere Sauerstoffradikalen, als zellschädigenden Faktoren in verschiedenen Bereichen des Organismus zukommt. Bekannt sind inzwischen Zusammenhänge mit allgemeinen Alterungsvorgängen oder Muskel- und Nervenerkrankungen. Ginseng konnte in Modellversuchen zeigen, daß es vor Sauerstoffradikalen schützt.

Charakteristische Ginseng-Effekte auf einen Blick

Allgemeine

- Stärkt die allgemeine körperliche Verfassung, fördert Widerstandskraft und Ausdauer, mindert Ermüdungserscheinungen.
- Verbessert die Lungenfunktion, schützt vor Atemwegserkrankungen und Asthma.

Herz-Kreislauf

- Reguliert das Kreislaufsystem, normalisiert Bluthochdruck, beugt Herz- und Gefäßkrankheiten vor.
- Reduziert Thrombosegefahr.

Stoffwechsel

- Reguliert zahlreiche Stoffwechselvorgänge und hormonelle Steuerungsmechanismen, gleicht den Blutzuckerspiegel an.
- Verbessert den Abbau von Alkohol und Drogen, entgiftet den Organismus.

Immunsystem

- Stärkt das Immunsystem, schützt vor Umweltbelastungen im Zentralnervensystem.
- Verbessert die geistige Leistungsfähigkeit, fördert Konzentration und nervliche Belastbarkeit.

Magen und Darm

- Fördert die Verdauung, schützt vor Magen- und Darmstörungen und Darmträgheit.

Blutbildung

- Regt das blutbildende System an, insbesondere die Bildung roter Blutkörperchen, schützt vor Anämie und Strahlenschäden.

Sexualhormone

- Fördert und reguliert die Hormonproduktion.

Was Ginseng nicht kann

Ausgehend von der verwirrend großen Vielfalt der Ginseng-Effekte, kann dies zweierlei Reaktionen hervorrufen. Den Skeptiker schrecken diese zahlreichen Möglichkeiten ab, denn ein Mittel, das auf so vielen Gebieten wirksam sein soll, kann auf keinem wirklich etwas taugen. Eine Haltung, die bei den uns vertrauten Arzneimitteln auch durchaus berechtigt sein kann. Andererseits ist die Versuchung groß, an Ginseng als das Allheilmittel zu glauben, das ein langes, beschwerdefreies Leben garantiert. Das zumindest ist ganz sicher, kann Ginseng nicht. Es ist auch nicht das wirksame Mittel, das die sexuelle Leistung zur Höchstform bringt, nicht das Energiewunder schlechthin. Eine rationale Therapie von Krankheiten geht größtenteils von modernen Arzneimitteln aus, die auf molekularer Ebene hochspezifische Wirkungen vollbringen. Diesen Vorstellungen kann Ginseng nicht gerecht werden. Obwohl sicherlich noch nicht alle pharmakologischen Eigenschaften des Ginsengs aufgedeckt sind, wird er das auch in Zukunft nicht können. Daß eine solche Spezialisierung fehlt, ist in seinem Fall jedoch gerade kein Nachteil.

Was Ginseng nicht ist

- Ginseng ist kein Heilmittel mit sofortiger Wirkung,
- kein Mittel für bestimmte Krankheiten;
- er kann unsere hochwirksamen Medikamente nicht ersetzen, sie aber ohne weiteres ergänzen und unterstützen;
- gesunde Vorgänge sind durch Ginseng nicht weiter zu aktivieren.

Wer sollte Ginseng nicht einnehmen?

Ohne Zweifel ist Ginseng eine gut verträgliche Heilpflanze mit milder Wirkung. Bei vernünftigem Umgang, vor allem betrifft das die Einnahmemenge, sind keine Begleiterscheinungen zu erwarten. Theoretisch wären für einen Erwachsenen ungefähr 300 Gramm reine Ginsenoside eine tödliche Dosis. Auch die Pflanze selbst, ob Wurzel oder Blätter, hat in der langen Erfahrung bei Dauereinnahme keine Nebenwirkungen oder Wechselwirkungen gezeigt. Dennoch gibt es gewisse Einschränkungen für die Einnahme. Nicht in allen Situationen und nicht für jeden ist Ginseng geeignet. Erwiesenermaßen beeinflußt Ginseng den Blutdruck. Er kann sowohl erhöht als auch erniedrigt werden. Teilweise hat Ginseng den Ruf, daß geringe Dosen eher blutdrucksteigernd und größere zu einem Blutdruckabfall führen können. So wird immer wieder darauf hingewiesen, daß Ginseng für Hochdruckpatienten problematisch sein kann. Allerdings gilt einschränkend, daß dies nicht der Droge selbst zuzuschreiben ist.

Bei hohem Blutdruck den Arzt fragen

Interessanterweise stellt sich das Problem Bluthochdruck in den traditionellen Ginseng-Ländern meist gar nicht. Dort ist Ginseng eine typische Heilpflanze für geschwächte, »leere« Menschen. Diese haben aber in der Regel eher einen niedrigen Blutdruck. Nach der chinesischen Medizin sind Symptome wie Kopfschmerz, schneller Puls und Herzklopfen oder Schlaflosigkeit Zeichen einer inneren Fülle und solche Menschen neigen zu erhöhtem Blutdruck. Für besonders energiegeladene, nervöse oder auch übergewichtige Menschen wird Ginseng darum normalerweise nicht eingesetzt, weil er erfahrungsgemäß keine günstige Wirkung zeigt. Zu bedenken ist, daß grundsätzlich der asiatische Panax ginseng und, nach Meinung einiger Fachleute, insbesondere der Rote Ginseng stärker aktivierend wirkt als etwa der amerikanische Panax quinquefolium. Um sicherzugehen, sollten Patienten mit eindeutig erhöhtem Blutdruck Ginseng nicht ohne Rücksprache mit ihrem Arzt einnehmen.

Daneben gibt es auch krankheitsbedingte, oft mit Hitze verbundene Situationen, in denen Ginseng nicht ohne weiteres angewendet werden sollte. Dies sind akute Entzündungen, Infektionen, Erkältungen und Grippe, Fieber oder Asthma. Es ist möglich, daß die Symptome sich verschlimmern. Ginseng, besonders der stark anregende Rote Ginseng, ist auch weniger geeignet bei sehr großer innerer Anspannung, in akuten Streßsituationen, für Patienten mit psychischen Krankheiten, die zu Hysterie oder Manie neigen. Frauen im gebärfähigen

Alter sollten Ginseng nicht in größeren Mengen einnehmen, da Einflüsse auf den Östrogenspiegel oder Zyklusverlauf möglich sind.
Grundsätzlich sollten Sie bedenken, daß tonisierende Heilpflanzen spezielle Wirkungen und dementsprechende Anwendungsbereiche haben. Sie sollten sie darum nicht, wie beispielsweise Vitamine, auf gut Glück anwenden. Wer nach chinesischer Definition nicht an einem Qi-Mangel leidet, Milz und Lunge demnach keine Stärkung benötigen, muß mit Nebenwirkungen, wie Kopfschmerzen, Ausschlag, Reizbarkeit, Schlaflosigkeit oder Durchfall rechnen.

Ginseng kann sich ungünstig auswirken bei:

- hohem Blutdruck
- starker psychischer Belastung
- Schlaflosigkeit, Herzklopfen und erhöhtem Puls
- Kopfschmerzen
- akuten Erkrankungen wie Infektionen, Erkältung, Grippe, Fieber.

Worauf es beim Ginseng ankommt

Ein Problem aller Heilpflanzen liegt in ihrer Natürlichkeit selbst. Sie werden von vielen äußeren Bedingungen beeinflußt, die sich auch unmittelbar auf ihre Qualität auswirken. Hierzu zählen der Boden, in dem sie wachsen, das Klima, die Anbaubedingungen ebenso wie der Erntezeitpunkt und die weitere Verarbeitung. In besonderer Weise gilt dies für den Ginseng. Er stellt große Anforderungen an diese Bedingungen. Denn nur unter den besten Voraussetzungen können sich seine Wirkstoffe in der erwarteten Zusammensetzung und Konzentration entwickeln. Aber selbst dann bleibt er ein Naturprodukt

und zwischen den einzelnen Ernten sind Schwankungen nicht auszuschließen.
Für Ginseng-Produkte werden in Deutschland meist die Wurzeln von Panax ginseng C. A. Meyer verarbeitet. Die Zusammensetzung und der Gehalt der Wirkstoffe verändern sich in einer Ginseng-Wurzel im Laufe des Alters stark. Sie unterscheiden sich beträchtlich zwischen einjährigen oder fünfjährigen Pflanzen. Hochwertige Wurzeln für Arzneimittel, die nach dem Arzneimittelgesetz zugelassen sind, müssen mindestens vier bis sechs Jahre alt sein. Da auch der Erntezeitpunkt sehr wichtig ist, sollten nach Möglichkeit nur Wurzeln zusammen verarbeitet werden, die im gleichen Monat geerntet wurden. Sie müssen nach den Anforderungen des Deutschen Arzneibuchs einen Mindestgehalt von 1,5 Prozent Ginsenoside haben.

Standardisieren, damit die Wirkung nicht schwankt

Um Zubereitungen herstellen zu können, die unabhängig von einer bestimmten Lieferung des pflanzlichen Materials (Droge), die gleiche Qualität aufweisen, eignen sich am besten Wurzeln oder Extrakte aus Wurzeln, die unter kontrollierten Standardbedingungen wuchsen und verarbeitet wurden. Für standardisierte Ginseng-Produkte gelten sowohl bei Anbau, Ernte und Lagerung als auch für die Herstellung von Extrakten strenge Vorschriften. Das bedeutet, daß in sämtlichen Entwicklungsphasen ganz bestimmte, zuvor festgelegte Richtlinien eingehalten werden müssen, angefangen mit dem Saatgut.
Um außerdem die natürlichen Schwankungen des Ausgangsmaterials auszugleichen, wird der gesamte Wirkstoff auf einen bestimmten qualitativen und quantitativen Gehalt eingestellt. Dies geschieht durch Mischen von mehreren Drogen mit

gleicher Verteilung der Ginsenosid-Anteile aber unterschiedlichem Gesamtwirkstoffgehalt. Nur so ist zuverlässig eine gleichbleibende Wirksamkeit in den Ginseng-Extrakten oder anderen Zubereitungen zu erreichen. Der standardisierte Gehalt wird bezogen auf das Reinginsenosid Rg_1. Auch das Verhältnis der einzelnen Ginsenoside zueinander ist nicht immer gleich, und somit können die Wirkungsschwerpunkte der Wurzeln anders verteilt sein. Eigentlich müßten die Ginseng-Zubereitungen deshalb nicht nur auf einen Gesamtgehalt standardisiert werden, sondern auch auf ein gleichbleibendes Ginsenosid-Spektrum. Das Verhältnis der teilweise gegensinnig wirkenden Ginsenoside kann sehr unterschiedlich sein. Für Rb_1 und Rg_1 kann es beispielsweise 6:1 oder auch 1:2 betragen. Wegen der unendlich vielen Variationsmöglichkeiten, bedingt durch Herkunft oder Bearbeitung, ist eine exakte Einstellung aller Ginsenoside praktisch gar nicht durchzuführen. Nach den Anforderungen des Arzneibuchs müssen aber neben dem Gesamtgehalt zusätzlich noch die Hauptginsenoside Rb_1, Rg_1, Re und Rc bestimmt werden. Bei der Extraktion der Wurzeln ist es wichtig, mit einem schonenden Verfahren das Wirkstoffgemisch möglichst in der natürlichen Zusammensetzung zu gewinnen.

Arzneibuch garantiert Qualität

In Deutschland, wie auch in einigen Nachbarländern, gehört Ginseng zu den offizinellen Arzneidrogen. (Offizin wird der Verkaufsraum einer Apotheke genannt.) Er wird in den jeweiligen Arzneibüchern aufgeführt und unterliegt gesundheitsbehördlichen Bestimmungen, wenn er in Deutschland verarbeitet und als Arzneimittel in den Handel kommt. Die im Arzneibuch enthaltenen Arzneistoffe und Drogen sind hinsichtlich Wirkstoffgehalt, Reinheit und anderer wichtiger Qualiätsmerkmale gesetzlichen Bestimmungen unterworfen und müssen bestimmte chemische, physikalische und mikrobiologische Bedingungen erfüllen. Für Ginseng wird beispielsweise ein Mindestgehalt an Gesamtginsenosiden von 1, 5 Prozent vorgeschrieben, in der Schweiz liegt dieser Wert bei 2 Prozent. Eine Zulassung als Arzneimittel, in diesem Fall als freiverkäufliches Arzneimittel, das in den Apotheken verkauft wird, erteilt das Bundesinstitut für Arzneimittel (früher Bundesgesundheitsamt). Bei einem zugelassenen Arzneimittel haben Sie daher mit Sicherheit ein Ginseng-Präparat mit zuverlässiger Qualität. Auch Reformhauspräparate können durchaus hochwertige Produkte sein, die ähnlich hohen Anforderungen genügen.

Auf die Dosierung achten

Wenn Sie Ginseng in Ihren Gesundheitsplan mit einbeziehen wollen, sollten Sie das unter Anleitung eines Arztes oder Heilpraktikers tun, der Sie darin unterstützt. Suchen Sie einen Arzt oder Heilpraktiker auf, der nach der traditionellen chinesischen Medizin behandelt. Inzwischen gibt es zahlreiche Praktiker, die mit ihren Methoden vertraut sind und sie ergänzend zur westlichen Medizin auch anwenden. Grundsätzlich aber ist Ginseng ein so mild wirkendes Heilmittel, daß Sie es auch ohne ärztliche Anleitung risikolos anwenden können. Wichtig ist dabei, daß Sie es angemessen dosieren und die Reaktionen Ihres Körpers genau beobachten. Aufgrund der guten Verträglichkeit kommt es bei Dosierungen nach Vorschrift selten zu Begleiterscheinungen. Ginseng ist aber kein Heilmittel, daß Sie nach dem Prinzip »Viel hilft viel« verwenden sollten. Eine übertrieben hohe Dosis bringt nachweislich keine zusätzliche Wirkungssteigerung.

Für eine optimale Ginseng-Wirkung

- Die normale Tagesdosis liegt bei 1 bis 2 g Wurzel oder der entsprechenden Menge einer Zubereitung; Kinder unter 13 Jahren nehmen die Hälfte.
- Halten Sie die Dosierungsangaben ein.
- Eine anhaltende Wirkung, die sich gleichmäßig über den ganzen Tag verteilt, erreichen Sie, wenn Sie die Tagesmenge in zwei oder mehr Einzeldosen aufteilen.
- Nehmen Sie Ginseng nicht während des Essens, sondern am besten auf leeren Magen.
- Möglicherweise wird die Ginseng-Wirkung durch andere anregende Mittel unangenehm verstärkt. Also wenigstens eine Stunde vor oder nach der Einnahme keinen Kaffee oder Tee trinken.

Lang- oder Kurzzeitkur?

Bei der Vielseitigkeit der Anwendungen ist es verständlich, daß es auch unterschiedliche Einnahmevarianten gibt. So richtet sich die Dauer danach, ob Sie Ginseng als allgemein vorbeugendes Mittel anwenden wollen, zur Behandlung von Beschwerden oder für die kurzfristige Wirkung in bestimmten Situationen. Als Wegweiser gelten die Angaben des Deutschen Arzneibuchs für den weißen Panax ginseng: Tagesdosis 1 bis 2 g Wurzel, Einnahmedauer bis zu drei Monaten, nach einer Einnahmepause ist eine Wiederholung möglich. Den vielfältigen Möglichkeiten, Ginseng einzusetzen, wird dieses simple Schema allerdings bei weitem nicht gerecht. Die sehr gute Verträglichkeit und milde Wirkung der Droge erlaubt doch einen größeren Spielraum. So können Sie sich selbst oder unter Anleitung des Therapeuten Ihre individuelle Ginseng-Behandlung zusammenstellen. Auch die Herstellerangaben bei Fertigpräparaten sollten Sie beachten, und besonders in bezug auf die tatsächliche Ginseng-Menge, die Sie täglich einnehmen, überprüfen (Umrechnungstabelle Seite 73).

Zur Vorbeugung

Gegen vorzeitige Alterungserscheinungen, nachlassende Leistungskraft, für eine langfristig stärkende Wirkung auf den gesamten Organismus können Sie Ginseng als Kur regelmäßig ein- bis zweimal im Jahr jeweils für vier bis sechs Wochen einnehmen. Die normale Dosis sind 1 bis höchstens 2 g Wurzel oder die entsprechende Menge einer Zubereitung. Günstig ist es, die Kur zu Beginn des Winters als zusätzlichen Energieschub für die »dunklen«, infektionsträchtigen Monate durchzuführen. Solch eine Vorbeugung ist im Prinzip unabhängig vom Alter. Für einen gesunden, leistungsfähigen 20- oder 30jährigen, dessen Körper keine Mangelzustände kennt, und der noch nicht mit Abbauerscheinungen zu kämpfen hat, ist sie aber weniger erforderlich und wird auch keine deutliche Veränderung zeigen. Etwa ab dem vierzigsten Lebensjahr ist die regelmäßige Ginseng-Kur jedoch eine wertvolle Unterstützung der körperlichen Reserven, sie schützt vor vorzeitigen Abnutzungserscheinungen und kann mithelfen, die allgemeine Vitalität zu erhalten oder zu steigern.

Bei besonderen Belastungen

In Zeiten größerer Anforderungen, sei es durch Krankheiten, berufliche oder private Belastungen, sind Langzeitbehandlungen von mehreren Monaten möglich. Zwischendurch legen Sie ein- bis dreiwöchige Einnahmepausen ein. Gerade für jüngere Erwachsene, die unter anhaltenden besonderen beruflichen Belastungen stehen, ist dieses Schema ratsam. Die Dosis kann zunächst für etwa eine Woche an der oberen Grenze liegen und wird dann auf eine Erhaltungsmenge im unteren Bereich zurückgenommen. Aber, keine Regel ohne Ausnahme: Alte Menschen und chronisch Kranke können Ginseng auch ständig einnehmen. Das gilt ebenfalls, wenn Sie ihn zur Unterstützung einer medikamentösen Behandlung einnehmen.

Zur kurzfristigen Leistungssteigerung

Bei außergewöhnlichen Situationen, die Ihre volle körperliche und geistige Leistungsfähigkeit verlangen, sind Kurzkuren von ein bis drei Monaten mit einer Anfangsdosis von wenigstens 2 bis 3 g Wurzel pro Tag nützlich. Nach etwa einer Woche ist für die weitere Kur die halbe Dosis ausreichend. So können Sie sich beispielsweise auf eine Operation, eine Prüfung oder einen sportlichen Wettkampf vorbereiten. Vorteile hat erfahrungsgemäß der amerikanische Ginseng, weiß oder rot, für junge, insgesamt aktivere Erwachsene in Zeiten, in denen es besonders auf Streßbewältigung ankommt.

Für eine Sofortwirkung

Eine wirksame Ginseng-Konzentration läßt sich schnell im Körper aufbauen, wenn Sie zwei bis höchstens drei Tage lang die Maximaldosis, also die doppelte empfohlene Tagesdosis einnehmen. Die Menge in mehreren Einzeldosen über den Tag verteilen.

Höchste Konzentration nach einer Stunde

Was geschieht im Körper mit dem Ginseng-Pulver oder dem Tee, den Sie zu sich genommen haben? Der größte Teil wird aus dem oberen Verdauungstrakt aufgenommen. Innerhalb von einer halben bis einer Stunde ist bei den allermeisten Menschen im Blut die höchste Konzentration erreicht, im Gewebe dauert es etwa anderthalb Stunden. Die einzelnen

Ginsenoside verhalten sich jedoch sehr unterschiedlich. Rg_1 wird sehr rasch aufgenommen, Rb_1 dagegen braucht eine wesentlich längere Zeit. Dafür bleibt es an Plasma-Eiweiß gebunden länger im Körper. Auch die eingenommene Menge hat einen Einfluß. Größere Dosen scheinen die Aufnahmerate deutlich zu verschlechtern. Schon deshalb ist es nicht sinnvoll, Ginseng übermäßig zu dosieren. Unterschiede gibt es auch bei den einzelnen Formen. In alkoholischen oder wäßrigen Auszügen, also in Tinkturen, Tees oder Pulverextrakten liegen die Wirkstoffe bereits ohne schützendes Gewebe vor und werden schneller aufgenommen als aus der ganzen Wurzel.
Einen Teil der eingenommenen Menge zerlegt bereits die Magensäure. Innerhalb eines Tages wird der überwiegende Teil hauptsächlich über die Nieren ausgeschieden. Eine gewisser Teil bleibt jedoch länger gebunden. Nach Dauereinnahme bildet sich so ein gewisses Vorratsdepot, das erst allmählich abgebaut wird. Wenn Sie Ginseng einige Wochen lang einnehmen wollen, ist nach etwa einer Woche dieser Vorrat angelegt und Sie kommen mit einer niedrigen Dosis aus. Der Organismus ist jedoch nicht in der Lage, größere Wirkstoffmengen zu speichern. Mit dem Ende der Behandlung sind die direkten Ginseng-Effekte, wie die Einflüsse auf den Blutdruck oder den Blutzuckerspiegel, auch rasch abgeklungen. Zu erwarten ist aber, daß der Organismus unter Ginseng-Einfluß geringere Funktionsstörungen dauerhaft normalisieren kann.

Anwendungswegweiser Ginseng

Wie Sie Ginseng anwenden wollen, hängt ganz davon ab, wieviel Zeit Sie für Ihr Gesundheitsprogramm aufwenden können. Nach der klassischen asiatischen Art wird die wertvolle Wurzel in Portionen aufgeteilt gekaut, ein Tee daraus bereitet, das Pulver nimmt man ein oder verwendet es in der Küche. Einfacher und praktischer für den täglichen Gebrauch sind natürlich fertige Zubereitungen. In sehr viel verschiedenen Produkten werden sie hauptsächlich in Apotheken und in Reformhäusern, manchen Naturkostläden oder in asiatischen Lebensmittelgeschäften angeboten.

Die verschiedenen Darreichungsformen

Sie können wählen zwischen Pulver, Extrakten, Kapseln oder Pastillen, Tees oder flüssigen Formen und anderem mehr. Welche Art Sie vorziehen, spielt für die Wirkung keine so entscheidende Rolle. Wichtig ist vielmehr die Qualität und Frische des Ausgangsprodukts und zu einem geringen Teil auch die Ginseng-Sorte.

Die Wurzel

Die Wurzeln, die im Handel angeboten werden, sind meist vier bis sechs Jahre alt und kommen aus den Plantagen Ostasiens. Wenn Sie aber dennoch einmal die Gelegenheit bekommen, eine wilde oder wild gezogene kaufen zu können, dann sollten Sie einige charakteristische Merkmale kennen, die eine Kulturwurzel von einer wildgewachsenen unterscheidet.

Das Alter bestimmt den Preis

Eine Plantagenwurzel, die nur wenige Jahre Zeit zum Wachsen hatte, ist länglicher, wesentlich weicher und der Bruch ist porös. Eine wilde dagegen hat eher eine gedrungene Form, ist sehr hart und kompakt. Ihr Aroma wurde im Laufe der Jahre kräftiger, etwas bitterer und gleichzeitig aber süßer im Nachgeschmack. Ein wichtiges Kennzeichen sind auch die Runzeln und Querrillen am Hals, die bei jungen Kulturpflanzen fehlen oder nicht sehr stark ausgeprägt sind. Wenn Sie bereits ein wenig Übung haben, gelingt es Ihnen sogar, anhand der Anzahl von Jahresringen am Hals, das Alter zu bestimmen. Zählen Sie zu den deutlich erkennbaren Ringen noch zwei hinzu, dann sollte das dem Alter entsprechen. Weil gerade das Alter den Preis ausmacht, ist dies ein sicheres Qualitätsmerkmal. Und das gilt sowohl für wilde als auch Plantagenpflanzen. Dennoch bleibt der Kauf eine Vertrauenssache, denn welche inneren Werte, das heißt wieviel Wirkstoffe tatsächlich die Ginseng-Wurzel hat, das bleibt auch dem geübtesten Auge verborgen. Minderwertige oder sogar falsche Wurzeln werden oft billig angeboten, aber sie sind auch den Preis nicht wert. Auf den Ginsenoid-Gehalt geprüfte Ware bekommen Sie zuverlässig in Apotheken und Reformhäusern.

Der starke Tee hat es in sich

Als ganze Ware wird im allgemeinen der weiße Panax ginseng C. A. Meyer verkauft. Nach der traditionellen chinesischen Art bricht man sich täglich ein oder mehrere kleine Stückchen Wurzel ab und kaut sie kräftig aus. Die Wurzel ist jedoch sehr hart und das lange Kauen nicht unbedingt jedermanns Sache.

Sie können ebenso gut auch einen Tee aufgießen. Hinsichtlich der darin enthaltenen Wirkstoffe steht ein Tee den alkoholischen Auszügen nicht nach. Fachleute nehmen sogar an, daß das warme Wasser neben den Hauptwirkstoffen noch weitere Substanzen herauslöst, zum Beispiel Mineralstoffe, Zucker und Polysaccharide. Sie sollen die immunstimulierende Wirkung unterstützen, so daß der Tee stärker tonisierend wirkt und sich besonders gut für eine regelmäßige längere Einnahme eignet. Aus dem Aufguß werden die Wirkstoffe rasch aufgenommen. Sinnvoll ist es, den Tee nicht beim Essen, sondern zwischen den Mahlzeiten zu trinken. So geht im Speisebrei nichts verloren und die empfindlichen Bestandteile werden nicht durch die Nahrung zerstört.

Grundrezepte Ginseng-Tee

schnell zubereitet • wirkungsvoll

Etwa 2 g Ginseng-Wurzel oder 1 gestrichener TL Ginseng-Pulver, mindestens 250 ml Wasser
Die fein geschnittene Ginseng-Wurzel kleinschneiden, mit 250 ml siedendem Wasser übergießen und 5–10 Minuten ziehen lassen. Den Tee abgießen und warm trinken. Sie können Sahne zugeben und mit Honig oder Zucker süßen. Als Kur trinkt man 3–4 Wochen lang bis zu 3 Tassen täglich.

EXTRA-TIP

Größere Ginseng-Stücke können Sie mehrfach verwenden! Die Stücke jedesmal gut trocknen lassen und solange wieder aufgießen, wie sie noch Aroma abgeben.

Eine Suppe, die ein Tee ist

Einen Ginseng-Tee aus der Wurzel bereiten Sie am besten nach der traditionellen Methode als Dekokt zu, indem Sie die Wurzelstücke längere Zeit in Wasser kochen. Diese Abkochung wird auch für alle anderen Kräutermischungen in der chinesischen Medizin verwendet. Verwirrenderweise wird sie in China als Brühe oder Suppe bezeichnet. Auch bei uns ist es die gebräuchliche Form, um aus holzigen Drogen wie Wurzeln oder Rinden einen wäßrigen Auszug herzustellen.
Bei einem Dekokt wird die Droge mit kaltem Wasser angesetzt und langsam zum Kochen gebracht, oder gleich mit siedendem Wasser übergossen und noch einige Zeit weiter gekocht. Benutzen Sie feuerfeste Glas- oder Porzellangefäße, aber kein Metall. Allenfalls hochwertiger Edelstahl ist möglich.
Vorteil dieser Methode ist, daß die wirksamen Bestandteile sehr gründlich extrahiert werden. In dem Sud liegen die Arzneistoffe in einer Form vor, die vom Körper sehr gut und schnell aufgenommen werden können. Die Zubereitung nimmt jedoch einige Zeit in Anspruch. Daher ist es sinnvoll, gleich mehrere Portionen auf einmal herzustellen. Kühl aufbewahrt, halten sie sich einige Tage. Vor dem Gebrauch kann der Tee wieder leicht erwärmt werden.

Vier Gentlemen Dekokt (Si Jun Zi Tang)

magenstärkend • beruhigend – tonisierend

Zutaten:
9 g Ginseng-Wurzel, 6 g Atractylodis (Bei Zhu, Rhiz. Atractylodis macroceph.), 6 g Cocos-Pilz (Fu Ling, Scelerotium Poriae cocos), 3 g Süßholz-Wurzel
Ein Dekokt aus den Zutaten zubereiten, wie auf Seite 58 beschrieben.

Das Original – als Dekokt

Einige mittelgroße Ginseng-Stücke (1–2 g) etwa eine Stunde in 300 ml Wasser köcheln lassen, bis noch die Hälfte übrig ist. Den Tee abgießen, die Stücke in Scheiben schneiden und mit 100ml Wasser erneut aufkochen und auf die Hälfte reduzieren. Dann beide Flüssigkeiten zusammengeben. Dies ergibt eine Tagesmenge von 200 ml. Trinken Sie diese Menge, auf zwei oder drei Portionen verteilt, zwischen den Mahlzeiten und auf leeren Magen.
Bereiten Sie den Tee täglich frisch zu. Er ist im Kühlschrank etwa vier Tage haltbar, so daß Sie ihn ausnahmsweise auf Vorrat zubereiten können. Hierfür brauchen Sie dann die vierfache Menge Ginseng (pro Tag 1–2g), für den ersten Aufguß 1,2 l und für das zweite Aufkochen 400 ml Wasser.

Varianten

Ginseng-Tee mit Ingwer

verdauungsfördernd • anregend

Wenn Sie den Ginseng-Tee zusammen mit einigen Stückchen frischem oder getrocknetem Ingwer kochen, können Sie nicht nur eine geschmackliche Abwechslung erreichen. Der Ingwer unterstützt die Ginseng-Wirkung, wirkt anregend auf die Durchblutung und stärkt die Verdauung.

Tonisierender Magen-Tee

appetitanregend • verdauungsfördernd • tonisierend

Ginsengwurzel, Zimtrinde, Angelikawurzel und Meisterwurz-Wurzelstock, jeweils zu gleichen Teilen, zerkleinern und mischen. In einem Topf 1 Teelöffel von dieser Mischung mit

2 Tassen kaltem Wasser übergießen, erhitzen, 1–2 Minuten kochen und dann absieben. Davon regelmäßig morgens und abends vor den Mahlzeiten 1 Tasse trinken.

Tinktur

Ein Auszug der Wurzel mit Alkohol ist sicherlich nicht die ursprüngliche Art, Ginseng zu verwenden. Dies ist eher eine Annäherung an die westliche Gewohnheit, Medizin einzunehmen. Es ist weniger aufwendig, als einen Tee frisch zuzubereiten. Einige Tropfen Tinktur lassen sich auch unterwegs gut einnehmen. Eine schlechte Alternative ist es aber durchaus nicht. Und medizinisch sinnvoll ist es allemal, denn es hat sich gezeigt, daß in einem Alkohol-Wasser-Gemisch die wirksamen Inhaltsstoffe vollständig herausgelöst werden. Die Tinktur wird auch schneller aufgenommen und im Körper verteilt als eine wäßrige Lösung oder die Droge selbst. Möglicherweise ist die alkoholische Lösung sogar stärker antioxidativ wirksam, wie sich in einigen Tests herausgestellt hat. Außerdem ist die Tinktur sehr lange ohne Qualitätsverlust haltbar. Sie zersetzt sich nicht und der Alkohol schützt vor Verunreinigung durch Mikroorganismen oder Pilze.
Mit wenig Aufwand können Sie eine Ginseng-Tinktur auch selbst herstellen. Dazu brauchen Sie nicht mehr als gemahlenen Ginseng, etwas Alkohol und ein luftdichtes Gefäß. Je nachdem wie lange und in welcher Dosierung Sie die Tinktur einnehmen möchten, berechnen Sie zunächst die erforderlichen Mengen der beiden Grundstoffe. Bei einer empfohlenen Tagesmenge von 1 g brauchen Sie beispielsweise für eine Kur von zwei Monaten etwa 60 g Ginseng-Pulver und etwas mehr als 120 ml Alkohol.

Grundrezept Ginseng-Tinktur

stärkend • belebend • antioxidativ

60 g Ginseng-Pulver, 120 ml 45prozentiger Ethanol oder Wodka

Das Ginseng-Pulver in ein luftdicht verschließbares Glasgefäß geben, mit dem Alkohol verrühren, bis es vollständig benetzt und sämtliche Luft entfernt ist. Die Flüssigkeit sollte mindestens 2–3 Finger hoch über dem Bodensatz stehen. Das Gefäß sehr gut verschließen, bei Zimmertemperatur aufbewahren und ein- bis zweimal täglich vorsichtig umschwenken, aber nicht kräftig schütteln. Das Extraktionsgut muß immer gut befeuchtet bleiben. Nach zwei Wochen durch ein Leinentuch abgießen, den Rückstand gründlich auswringen und das Filtrat mit Alkohol wieder auf 120 ml auffüllen. Die Tinktur nicht filtrieren, weil sonst wertvolle Extraktstoffe entfernt werden. In einer dunklen Flasche gut verschlossen aufbewahren.

Dosierung: Zweimal täglich 10 ml oder 2–3 Teelöffel einnehmen. Dies entspricht einer Tagesdosis von 1 g Ginseng-Wurzel. Die Menge ist ausreichend für eine Kur von zwei Monaten.

Ginseng komplett – das Pulver

Wenn Sie keine ganze Wurzel anwenden wollen, dann ist Ginseng-Pulver eine ideale Alternative. Auch in Asien wird sie so am meisten gebraucht. Ginseng-Pulver besteht nur aus den reinen Wurzeln, die nach dem Trocknen ohne weitere Zusätze fein gemahlen werden. Das Pulver wird luftdicht in kleinen Mengen verpackt. Es kann direkt eingenommen oder mit Flüssigkeit vermischt, in warmen und kalten Getränken verrührt werden. Eine ideale und unkomplizierte Form auch für den Einsatz in der Küche.

Kapseln schützen vor Feuchtigkeit

Aufwendiger in der Verpackung aber in manchen Fällen praktischer sind geschmacklose Hartgelatine-Kapseln, in denen das Pulver portionsweise abgefüllt ist. Das kann von Vorteil sein, weil sie auch unterwegs leicht eingenommen werden können und die Dosierung zuverlässig immer gleich ist. Außerdem sind darin die Wirkstoffe besser geschützt, denn das Pulver zieht leicht Feuchtigkeit an und die Wirksamkeit leidet darunter. Zumeist werden relativ große Steckkapseln verwendet. Sie sind leicht zu öffnen, so daß Sie das Pulver direkt einnehmen können, wenn das Schlucken der Kapseln Probleme macht.

Beim Ginseng-Pulver, ob in Kapseln oder lose, gibt es im Gegensatz zur ganzen Wurzel die Möglichkeit, die Qualität des Produkts selbst einzuschätzen. Arzneibuchqualitäten müssen mindestens 1,5 Prozent Ginsenoside aufweisen, gute Drogen enthalten aber oft mehr als 6 Prozent. Sie sollten darum nur solche Präparate kaufen, bei denen auch der Wirkstoffgehalt angegeben ist. Nur so sind Sie sicher, daß das Pulver nicht mit wertlosen Zusätzen gestreckt wurde. Anhand des Ginsenosid-Gehalts können Sie auch vergleichen, ob der Preis angemessen war, den Sie bezahlt haben.

Pulver behält die natürliche Zusammensetzung

Der Vorteil des Pulvers ist, daß alle Inhaltsstoffe erhalten bleiben. Durch jede weitere Verarbeitung werden die ursprünglichen Verhältnisse verändert. Andererseits kann die Natürlichkeit auch von Nachteil sein. Je nach Herkunft enthält das Pulver möglicherweise auch »unnatürliche« Begleitstoffe wie Düngemittel- oder Pestizidrückstände, die seinen Wert keineswegs erhöhen. Bei hochwertigen Präparaten besteht diese Gefahr allerdings weniger, denn hier wird die Ausgangsdroge daraufhin untersucht.

Auf die Lagerung kommt es an

Getrocknete Ginseng-Wurzeln und das Ginseng-Pulver sind recht gut haltbar. Empfindlich sind die Ginsenosid-Wirkstoffe gegen Feuchtigkeit, der ihren enzymatischen Abbau beschleunigt. So verlieren die Wurzeln und besonders das Pulver durch längere Lagerung an Wirksamkeit. Hier zeigt sich ein Vorteil des Roten Ginseng, der auf andere Weise konserviert wurde, als die weißen Wurzeln. Während beim weißen innerhalb von drei Jahren die Wirkstoffe um fast 30 Prozent abnehmen können, liegt der Wert für den Roten Ginseng nur bei etwa 12 Prozent. Wenn die Packung einmal geöffnet ist, sollten Sie Pulver auf keinen Fall länger als ein Jahr aufbewahren. Wirksam aufhalten läßt sich der Abbau nur durch Gefriertrocknung. Eine ganze Wurzel oder loses Pulver müssen Sie darum immer so trocken wie möglich aufbewahren. Achten Sie deshalb beim Kauf auch unbedingt auf das Herstellungs- oder Verfallsdatum.

Extrakt – und seine Vorteile

Eine elegante Methode, hochwertige Ginseng-Produkte herzustellen, ist die Extraktion. Dabei werden die medizinisch wichtigen Inhaltsstoffe aus den zerkleinerten frischen oder getrockneten Wurzeln herausgelöst und anschließend konzentriert. Dies muß möglichst schonend vor sich gehen, denn die Ginsenoside sind teilweise hitze- und säureempfindlich. Die verschiedenen Hersteller haben hierfür spezielle Verfahren entwickelt. Da die Wirkstoffe sowohl wasser- als auch alkohollöslich sind, wird als Extraktionsmittel zumeist ein Ethanol-Wasser-Gemisch verwendet. Unerwünschte Begleitstoffe gehen überwiegend nicht in Lösung und können auf diese

Weise abgetrennt werden. Durch Verdampfen des Ethanols und vorsichtiges Erwärmen entsteht ein zähflüssiger, brauner Extrakt. Er enthält die reinen Ginseng-Wirkstoffe in Konzentrationen von 10–15 Prozent. Der Geruch und Geschmack dieses Dickextrakts ist sehr intensiv würzig und süßlich. Er ist gut in warmem Wasser löslich und eignet sich besonders zur Herstellung von Tee, kann aber auch löffelweise direkt eingenommen werden.
Wird diesem zähen Dicksaft weiteres Wasser entzogen, entsteht ein noch konzentrierteres Extraktpulver. Auch hieraus können Sie einen Tee zubereiten. Wer jedoch den typischen Ginseng-Geschmack sehr schätzt, kann das Extraktpulver direkt einnehmen. Da das Pulver schnell feucht wird und zusammenklumpt, wird es häufig zu Granulat weiter verarbeitet. Als Instant Ginseng-Tee werden schnellösliche Granulate angeboten, bei denen der Extrakt mit Trägerstoffen wie Traubenzucker oder Milchzucker verarbeitet wird. Ihr Wirkstoffgehalt ist in den meisten Fällen darum nicht sehr hoch.
Der Wirkstoffgehalt von Dickextrakten und Extraktpulver läßt sich sehr gut bestimmen und auf vorgegebene Werte einstellen. Sie sind darum ideale Ausgangsstoffe für weitere flüssige oder feste Ginseng-Zubereitungen. Je nach Hersteller werden Dickextrakte auch Dicksaft oder Fluidextrakt, Extraktpulver auch Trockenextrakte genannt.

Ginseng als Tabletten, Pastillen und Dragees

Auch in Form von Tabletten oder Pastillen ist Ginseng im Handel. Hierzu wird Trockenextrakt meist mit verschiedenen Zusatzstoffen aufgefüllt und gepreßt. Als Dragees sind sie zusätzlich noch mit einem Überzug versehen. Minderwertige Präparate enthalten oft keine Trockenextrakte, sondern nur

Wurzelpulver von geringerer Qualität. Auf den Packungen finden Sie selten Angaben darüber, wieviel Ginseng-Wirkstoff tatsächlich enthalten ist.

Die süße Honigwurzel

Eine süße aber nicht weniger wirkungsvolle Art, Ginseng auch zwischendurch zu sich zu nehmen, sind kandierte Ginseng-Wurzeln. Zur Herstellung werden die frischen Wurzeln in einen guten Bienenhonig eingelegt. Er schützt wegen des hohen Zuckergehalts einerseits die ganze Wurzel gegen Fäulnis und konserviert gleichzeitig die Wirkstoffe. Damit der Honig besser einziehen kann, wird die ganze ungeschälte Wurzel mehrfach eingeritzt, vollständig mit Honig bedeckt und in ein geschlossenes Gefäß gelegt. Nach mehreren Wochen hat sich die Wurzel vollgesaugt und wird an der Luft getrocknet. Sie hat dann eine durchscheinende rotbraune Farbe und ist weich. Brechen oder schneiden Sie portionsweise kleine Stückchen ab und kauen Sie die Stücke langsam und gründlich durch. Diese Honigwurzeln sind im Ganzen oder bereits zerschnitten im Handel.

Elixiere und Tonika mit Alkohol

Ginseng ist in alkoholischen Elixieren enthalten, die zur Stärkung empfohlen werden. In der Regel sind diesen Präparaten andere pflanzliche Wirkstoffe und vor allem Vitamine zugesetzt. Der Ginseng-Gehalt selbst ist oft nicht sehr hoch. Ein erwünschter Effekt des Alkohols ist, daß er zusätzlich kurzfristig stimulierend wirkt und eine rasche Aufnahme der Wirkstoffe in den Blutkreislauf ermöglicht. Diese Art der

Zubereitungen kann für die kurmäßige Einnahme von ein bis zwei Monaten sinnvoll sein. Zu bedenken ist allerdings der relativ hohe Alkoholgehalt. Sie sind darum ungeeignet für Kinder, Jugendliche und Leberkranke. Und nicht zu verharmlosen ist der suchtauslösende Effekt des Alkohols für Gefährdete, auch wenn er in »medizinischer Absicht« eingenommen wird.

Eine preiswerte Alternative

Auch Süßholz, Glycyrrhiza glabra, hat eine regulierende Wirkung auf einige Bereiche des Hormonsystems. In der asiatischen Medizin wird es wie Ginseng als Tonikum und Antidiabetikum angesehen. Für ein Dekokt (siehe Seite 58) nehmen Sie 8–10 g Süßholzwurzel je 1 Liter Wasser und trinken den Tee über den Tag verteilt. Süßholz bietet Abwechslung und ist eine preiswerte Alternative zum Ginseng, sollte allerdings nicht länger als vier bis sechs Wochen eingenommen werden, denn Süßholz ist ein Kaliumräuber und kann den Blutdruck erhöhen. Die handelsüblichen Lakritz-Bonbons sind für Heilzwecke jedoch nicht geeignet! Sie werden aus einem konzentrierten Wurzelauszug hergestellt, der in größeren Mengen sogar giftig ist.

Auf den Ginsenganteil achten

Grundsätzlich können die Ginseng-Präparate zwei verschiedenen Sorten zugeordnet werden. In vielen von ihnen ist Ginseng mit Vitaminen oder weiteren aufbauenden Zusätzen enthalten. In einigen Fällen mag solch eine Mischung sinnvoll sein. Der Ginseng hat diese Unterstützung nicht nötig, wenn er ausreichend dosiert wird. Die Wurzel selbst enthält nicht nur die Ginsenoside als wirksame Bestandteile. Häufig liegt aber in diesen Präparaten der Ginseng-Anteil unter der Grenze, die eine positive Wirkung noch erwarten läßt. Ein Nachteil vieler solcher Wirkstoffmischungen ist, daß der Ginseng-Gehalt gar nicht angegeben wird. Die zweite, eher zu empfehlende Präparategruppe enthält ausschließlich Ginseng, oder er macht darin zumindest den Hauptanteil aus. Oft finden Sie auf der Packung nur die Gewichtsanteile der Wurzel oder Extrakte und nur bei wenigen Firmen den prozentualen Ginsenosid-Gehalt.

Ginseng in der Küche

Die Gesundheit ist meist nicht das, woran in der westlichen Ernährung zuerst gedacht wird. Obwohl Sie vielleicht viel vom Kalorien- (oder Joule-) zählen verstehen, einiges über Vitamine, gute oder schlechte Fette wissen, hapert es oft schon daran, eine ausgewogene Mahlzeit zusammenzustellen.
Ernährung spielt bei uns für die Gesundheit oft erst dann eine Rolle, wenn bestimmte Störungen, etwa Diabetes oder ein schwerer Leberschaden, eine Diät notwendig machen. Die traditionelle asiatische Ernährung war dagegen immer ganz bewußt auch eine Gesundheitsküche. Nach der chinesischen Lebensphilosophie hat sie die wichtige Aufgabe, in Funktionen des Körpers regulierend einzugreifen. Sie vermittelt zwischen Mensch und Natur, zwischen Körper und Geist und gehorcht dabei immer den Rhythmen der Jahreszeiten. Viele Heilkräuter werden eingesetzt, um ein harmonisches Zusammenwirken der Zutaten zu erreichen. Das Nahrungs-Qi wird als wesentlicher Faktor in der Entwicklung des Menschen angesehen. Hier hat

er die Möglichkeit, die ihm von Geburt mitgegebenen Energien zu unterstützen und möglichst lange zu erhalten.
Besonders wegen der stärkenden und ausgleichenden Eigenschaften ist Ginseng auch in der asiatischen Alltagsküche zu finden. Ein direkter medizinischer Nutzen wird allerdings bei manchen Gerichten nicht unbedingt erwartet. Aber wenn Sie beispielsweise regelmäßig Ginseng-Honig essen, werden Sie doch bemerken, daß Sie weniger oft erkältet sind. Interessant jedenfalls ist der Ginseng-Geschmack selbst und schon deshalb lohnt sich ein Versuch. Selbstverständlich ist es viel zu kostspielig, für ein Gericht größere Mengen einer alten Wurzel oder hochwertige Zubereitungen zu benutzen. Eine Messerspitze voll oder der Inhalt einer Kapsel genügen bereits. Streuen Sie ihn über Salat, über Toasts oder in ein warmes Hauptgericht. Er kann im Brot mitgebacken, unter Marmelade gerührt oder in eine Suppe gegeben werden.
In der westlichen Ernährung ist die Verwendung von Ginseng noch wenig bekannt. Wie so oft scheint Amerika wieder eine Vorreiterrolle zu übernehmen. Dort ist es für jemanden, der gesundheitsbewußt leben möchte, keine Seltenheit mehr, Ginseng auch beim Kochen zu verwenden. Sogar einige Restaurants haben inzwischen Rezepte mit Ginseng auf der Speisekarte. Vorwiegend wird dazu der amerikanische Ginseng (Panax quinquefolium) benutzt.

EXTRATIP

Für Medienfeste: Ginseng per Internet. In Amerika können Sie sämtliche Ginseng-Produkte und sogar Samen bestellen. Arzneiqualität wird nicht garantiert, für den Küchengebrauch reicht sie jedoch aus. Angeboten wird der amerikanische Ginseng (Panax quinquefolium), den Sie auf dem deutschen Markt nur schwer bekommen.

Gemüsebrühe mit Dang gui

tonisierend • blutbildend • regulierend

Zutaten:

2 EL Olivenöl, 1 grüne Pfefferschote, gehackt, 1 Karotte, 1 Zwiebel, 2 Stangen Sellerie und 1 Tasse Pilze, in feine Streifen geschnitten, 1/4 Kopf Weißkohl, gehobelt, 3 Knoblauchzehen, 1 TL frischer Ingwer, gehackt, 1/4 TL Oregano, 1/2 TL Basilikum, 1/2 TL Tamari, 1/4 TL Salz, 1 Stück Tofu, gewürfelt, 1 EL Miso, in warmem Wasser gelöst, 1 l Dang-gui-Tee (aus 15 g chinesischer Engelwurz den Tee herstellen)

Das Öl erhitzen. Die Pfefferschote, Karotte, Zwiebel, den Sellerie, die Pilze und den Kohl darin andünsten, Den Knoblauch, den Ingwer und Gewürze zufügen und weitere 2 Minuten dünsten. Dann den Tofu, Miso und den Dang-gui-Tee zufügen und 30–45 Minuten bei schwacher Hitze kochen. Die Suppe in den Kühlschrank stellen und jeweils täglich eine Portion aufwärmen.

Kräftigende Hühnersuppe

tonisierend • stärkend

Zutaten:

8 Shiitake-Pilze, 2 Hühnerbrüste, 2 Hühnerkeulen, 1 mittelgroßer Reishi-Pilz, 30 g Ginseng-Wurzel, 800 ml frisch gekochte Hühnerbrühe

Die Shiitake-Pilze nach Vorschrift einweichen, dann fein scheiden. Die Hühnerbrüste und -keulen enthäuten und eventuell vom Fett befreien und in kochendem Wasser etwa 1 Minute ziehen lassen. Den Reishi-Pilz in dünne Scheiben schneiden. Das Hühnerfleisch, die Shiitake-Pilze, den Reishi-Pilz und die Ginseng-Wurzel in einen Ton-, Glas- oder Edelstahltopf füllen, die Brühe dazugeben und mit dem Deckel verschließen. Einen zweiten Topf mit etwas Wasser füllen. Den Topf mit den Zutaten hineinstellen, so daß er bis zur Hälfte im Wasser steht. Den Deckel auflegen und die Suppe im geschlossenen Wasserbad etwa 4 Stunden kochen. Das verdampfte Wasser regelmäßig auffüllen. Das Wasser soll kräftig kochen, damit die Suppe im zweiten Topf gleichmäßig köchelt.

Ginseng-Honig

als Brotaufstrich • zum Süßen

Zutaten:

400 g Honig, 11/2 TL reines Ginseng-Pulver

Das Ginseng-Pulver gründlich mit dem Honig mischen und im Kühlschrank mindestens eine Stunde kühl stellen. Der kräftigende Brotaufstrich ist für diejenigen geeignet, die den Ginseng-Geschmack nicht schätzen, aber gerne experimentieren.

EXTRATIP

Je nach Jahreszeit können Sie eine andere Ginseng-Art verwenden: Im Sommer den eher kühlenden weißen amerikanischen Panax quinquefolium und im Winter den stärker wärmenden Panax ginseng.

Wenn Sie diesen Aufwand scheuen, sind spezielle chinesische Fertigsuppen, nach Originalrezepten hergestellt, eine akzeptable und praktische Alternative. Je nach Geschmack können Sie Ginseng und Gewürze extra hinzufügen. In Asienläden gibt es diese Fertigsuppen bereits mit Ginseng, Engelwurz oder Tragant.

Ginseng-Honig-Schnitzel mit Orange

Für Gäste • raffiniert

Zutaten für 6 Portionen:
6 Schweineschnitzel, 100 ml frisch gepreßter Orangensaft, 1 TL Salz, 1/4 TL Pfeffer, 1/2 TL scharfer Senf, 100 g Ginseng-Honig (siehe Honigrezept), 1 TL Worcestershire-Sauce nach Geschmack

Die Schnitzel vom Fett befreien und in eine Kasserolle legen. Die übrigen Zutaten mischen und über das Fleisch geben. Im Backofen zudeckt bei 180° C in etwa 45 Minuten garen, dabei gelegentlich mit der Sauce begießen. Als Beilagen eignen sich Reis oder Kartoffeln.

Obstkuchen mit Ginseng

gesund • verführerisch

Zutaten:
200 g Mehl, 1 Messerspitze Backpulver, 200 ml Milch, 200 g Zucker, 1 TL gemahlener Zimt, 4 EL Ginseng-Pulver, 50 g Margarine, 800 g frische Pfirsiche

Aus Mehl, Backpulver, Milch, Zucker, Zimt und Ginseng-Pulver einen Teig herstellen. Den Backofen auf 180° C vorheizen. In einer flachen Backform die Margarine schmelzen. Den Teig hineingeben. Die Pfirsiche enthäuten und kleinschneiden und den Teig damit belegen. Den Kuchen im Backofen (Mitte) in etwa 40 Minuten backen.

Magenfreundliches Frühstück

Kräuterporridges werden in China zum Frühstück gegessen. Hier eine süße Variante, die besonders appetitanregend und tonisierend ist und den Magen nicht belastet. Außerdem fördert sie Nieren- und Stoffwechsel. Diese wohlschmeckende Speise können Sie als Magenschonkost über den Tag verteilt essen, aber möglichst nicht bis zum nächsten Tag aufbewahren.

Süßes Ginseng-Porridge

kräftigend • energiefördernd • magenschonend

Zutaten:
11/2 Tassen brauner Reis, 5 chinesische Jujuben (Brustbeeren), 8 Tassen Wasser, 1 TL Ginseng-Pulver, 1 Handvoll Eßkastanien
Den Reis waschen, abtropfen lassen und in dem Wasser über Nacht im Kühlschrank einweichen. Die Jujuben zerknacken, bis der Kern aufbricht, das weiche Innere mit verwenden. Den Reis zum Kochen bringen und garen, die übrigen Zutaten hinzufügen und alles bei schwacher Hitze köcheln, bis der Reis gar ist.

Ein Weg durch das Dickicht

Eine positive Ginseng-Wirkung können Sie nur dann erwarten, wenn die Dosis stimmt. Zwar ist Ginseng keine so hochwirksame Substanz, bei der kleine Abweichungen gefährlich wären. Andererseits ist es wenig sinnvoll, wesentlich mehr oder nur einen Bruchteil der empfohlenen Menge einzunehmen. Obwohl andere Inhaltsstoffe sicherlich die Wirksamkeit unterstützen, wird als Richtschnur des Wirkstoffgehalts der Ginsenosid-Anteil angesehen. Relativ einfach ist es, wenn Sie Ginseng in Form der ganzen getrockneten Wurzel einnehmen. Erwerben Sie sie aus einer seriösen Quelle, können Sie sich darauf verlassen, daß der Gehalt mindestens 1,5 Prozent beträgt. Das richtige Maß, also 1–2 g, die Sie sich täglich davon abschneiden oder abbrechen, werden Sie schnell im Gefühl haben. Wiegen Sie sich am Anfang Ihre Tagesmenge auf der Briefwaage ab, sofern Sie eine haben. Ebenso einfach geht es mit dem reinen Wurzelpulver. Die Menge von 1 g entspricht etwa einem knappen gestrichenen Teelöffel. Hier kommt es natürlich nicht auf ein Zehntel Gramm an. In etwa sollten Sie sich jedoch an eine gleichmäßige Tagesmenge halten.

Empfohlene Dosierungen

ART	GINSENOSID-GEHALT	empf. TAGESMENGE* 15–30 mg Ginsenoside; enthalten in
Getrocknete Wurzel, ganz oder als Pulver	mindestens 1,5 %*	1–2 g
Flüssig- oder Trocken-Extrakt	im Verhältnis 4:1 konzentriert, mindestens 6%	0,25–0,5 g
Tinktur	im Verhältnis 1:2,5	2,5–5 g

* lt. Arzneibuch/DAB

Rechnen Sie nach

Schwierig kann es für Sie sein, bei den Fertigprodukten den Ginsenosid-Anteil festzustellen. Leider gibt es immer noch keine Vorschrift, wonach der Hersteller den Wirkstoffgehalt in einer genormten Form angeben muß. Ganz nach Belieben finden sich darum auf den Packungen oder in den Beilagen exakte Angaben oder auch nicht. In den meisten Fällen werden Sie ein wenig rechnen müssen.

Ihr Ziel ist eine Tagesmenge von 15–30 mg Ginsenosiden. Dieser Menge entsprechen 1–2 g Wurzel, ganz gleich, ob dazu 30 ml Tonikum oder 1 Meßlöffel Extrakt oder 3 Kapseln erforderlich sind.

Bei den Kombinationspräparaten ist eine Beurteilung wesentlich komplizierter. Vitamine und andere Zusätze gehen darin meist zu Lasten des Ginseng-Gehalts. In manchen von ihnen ist er fast nur noch als Spurenelement vorhanden. Zweifellos tut aber Weißdorn manchen Herzpatienten gut, oder Vitamin E übernimmt die Rolle eines wirksamen Antioxidans. Einige der Kombinationen sind für bestimmte Anwendungsgebiete daher auch geeignet. In Bausch und Bogen sind Kombinationsmittel sicher nicht zu verurteilen. Voraussetzung ist, die Dosierungen lassen eine eigenständige oder additive Wirkung überhaupt noch zu. Den nachhaltigen Effekt einer längeren regelmäßigen Einnahme oder den raschen Energiegewinn durch eine Kurzzeitkur werden Sie mit Ginseng-Spuren kaum erreichen können. Das erfordert ein gutes Maß an Wirkstoff, und dann ist die Hilfestellung durch andere Wirkstoffe nicht notwendig.

EXTRATIP

Kaufen Sie keinen größeren Ginseng-Vorrat auf einmal. Durch das häufige Öffnen des Gefäßes kommt immer wieder Luft hinein und der Ginseng verliert einen Teil seiner Wirksamkeit. Sicher verschlossen ist er in Kapseln oder Portionsbeuteln, die auch außer Haus praktisch zu handhaben sind. Ein Nachteil ist die aufwendige wenig umweltfreundliche Folienverpackung.

Ginseng für alle!

Seitdem naturheilkundliche und alternative Behandlungsmethoden Hochkonjunktur haben, hat auch Ginseng an Popularität gewonnen. Er ist anerkanntermaßen ein Mittel, das gegen vielerlei Beschwerden hilft – aber bitte nur im Alter. Zäh hält sich das falsche Image der Ginseng-Wurzel, sie könne das Älterwerden aufhalten und besonders dem männlichen Geschlecht wieder auf die Sprünge helfen. Zweifellos stimmt es, daß die Wurzel um so besser ist, je älter sie ist, und um so wirksamer, je älter man selbst ist. Aber das ist nicht die ganze Wahrheit. Schwerpunkt der Anwendungsmöglichkeiten sind die Beschwerden, die das Älterwerden oft mit sich bringt. Die intensive Erforschung der vielschichtigen Ginseng-Effekte, haben gezeigt, daß Ginseng Einfluß auf den gesamten Organismus nehmen kann, unabhängig vom Alter. Er ist zu gut und zu schade, um ihn den anderen Altersstufen vorzuenthalten.

Bei Kindern mit Augenmaß einsetzen

So spricht nichts dagegen, Ginseng in angemessener Dosierung auch älteren Schulkindern und Jugendlichen zu geben. Schon allein wegen der rasanten körperlichen Entwicklung, die sie durchmachen, wird ihnen sehr viel abverlangt. Hinzu kommt die freiwillige oder unfreiwillige Konfrontation mit all dem, was von außen auf sie einwirkt. In solchen Situationen können Schulkinder oder Jugendliche überfordert sein und aus dem ohnehin nicht stabilen Gleichgewicht geraten. Viele von ihnen entwickeln gesundheitliche Störungen, ähnlich einer Streßsymptomatik. Bereits 60–79 Prozent der Vorschulkinder klagen gelegentlich über Kopfschmerzen, unter Jugendlichen sind es sogar 90 Prozent. Der Verbrauch von Schmerzmitteln und Psychopharmaka ist in diesen Altersgruppen erschreckend hoch. Als erstes sollten natürlich alle Möglichkeiten ausgeschöpft werden, die Kinder zu entlasten und widerstandsfähiger zu machen. Ein Weg dahin könnte das Motto sein: Die Hälfte genügt auch. Halb soviel an Aktivitäten, an Leistung und Leistungsforderung. Nach einer längeren Krankheit beispielsweise oder bei besonderen zusätzlichen Anforderungen kommen aber auch Kinder in Phasen, in denen ihr Körper eine Unterstützung gut gebrauchen kann. In solchen Fällen ist Ginseng durchaus nützlich. Von den Eltern ist dabei aber besonderes Augenmaß erforderlich. Der Ginseng-Tee vor der Schule kann nicht die Regel sein. Das Kind sollte nicht die Vorstellung entwickeln, daß es ohne diese Hilfe nicht mehr auskommt. Bevor Sie mit einer Behandlung beginnen, sprechen Sie mit dem Kinderarzt.

Ginseng-Tee für Kinder

aufbauend • leistungsfördernd

Bis zum Alter von 13 Jahren wird die Hälfte der Erwachsenendosis empfohlen, also 0,5 g am Tag. Der bittere Geschmack wird den wenigsten Kindern sympathisch sein. Am besten verwenden Sie Extrakte in Form von Pulver oder als Dickextrakt und bereiten diese als Tee zu, je nach Geschmack auch mit Milch oder nicht zu saurem Fruchtsaft.

WICHTIG

Kinder sollten Ginseng nicht länger als 1–2 Wochen nehmen und die empfohlene Dosierung sollten Sie unbedingt einhalten.

Ginseng in den besten Jahren

Gerade die sogenannten besten Jahre sind für die meisten Menschen besonders anstrengende, belastende Jahre. In dieser Zeit verlangen ihnen Familie und Beruf am meisten ab. Das sind berufstätige Frauen mit Kindern, die gleich mehrfach belastet sind, oder viele Männer kämpfen um jede Stufe, die sie auf der beruflichen Karriereleiter weiterbringt, und andere, die um den Arbeitsplatz und die Zukunft der Familie bangen müssen. Insgesamt ist dies für die meisten eine kraftraubende Lebensphase. Hinzu kommen Belastungen durch den oft hektischen Lebensstil mit unausgewogener Ernährung, wenig oder übertrieben viel sportlicher Aktivität, die allgemeinen Lebensbedingungen mit Lärm oder belasteter Atemluft. Wer nicht zu den relativ wenigen Menschen zählt, die sich nur dann wohl fühlen und auch nachweislich gesünder sind, wenn sie unter Belastung stehen, wird dann hin und wieder die Grenzen seiner Leistungsfähigkeit zu spüren bekommen. Sei es durch nachlassende Konzentrationsfähigkeit, schnelle Ermüdung, häufige Erkältungen oder unausgeglichene Stimmung. Möglicherweise zeigt der Streß seine ersten Folgen und es ist an der Zeit, etwas dagegen zu tun.
Ginseng könnte Ihnen dabei helfen, die erforderlichen Kräfte zu mobilisieren und die Leistungsfähigkeit zu steigern. Nach einer mehrwöchigen Kur werden Sie spüren, daß Sie wieder belastbar sind, den Anforderungen des Berufs oder privaten Belastungen gerecht zu werden. Nachdem Ginseng schnell sehr wirksam sein kann, ist ein Aktivitätsaufschwung in solchen Situationen auch in einigen Tagen mit höherer Dosierung zu erreichen.

Den Abbau abbremsen

Neben der Aktivitätssteigerung für den Augenblick hat Ginseng in diesem Alter eine vorbeugende Wirkung. Die Weichen für die gesundheitliche Entwicklung bis zum Alter werden jetzt gestellt. Auf der einen Seite stehen die sehr hohen Anforderungen des Alltags. Andererseits ist die Aufbauphase des Organismus abgeschlossen. »Gnadenlos« beginnt in den Dreißigern bereits der Abbau, auch wenn Sie das nicht wahrhaben möchten. Mit der Substanz, die der Körper jetzt zur Verfügung hat, muß er noch lange Zeit auskommen. Deshalb heißt es einerseits haushalten mit den Quellen und andererseits etwas für ihre Erhaltung tun. Unzweifelhaft steigern dauerhafte alltägliche Belastungen bei den meisten Menschen die Erkrankungsrate. Und Streß jeglicher Art ist einer der Risikofaktoren für die verbreiteten kardiovaskulären, psychosomatischen und immunologischen Krankheiten. Illusorisch und auch unter gesundheitlichen Gesichtspunkten gar nicht sinnvoll ist es, sich ein Leben vollkommen ohne Belastungen zu wünschen. Ganz realistisch kann aber Ginseng zur Harmonisierung der wichtigen Körperfunktionen beitragen und damit zum Erhalt der Gesundheit.

Einige Fachleute sind der Meinung, daß für die unter 50jährigen der vergleichsweise stark anregende, Yang-betonte Panax ginseng, ob rot oder weiß, weniger gut geeignet ist. Überaktive und gestreßte Menschen brauchen diese zusätzliche Aktivierung des Yang sowieso nicht. Eine Alternative für junge, nach chinesischer Vorstellung wärmere Menschen ist der amerikanische Panax quinquefolium. Seine Wirkung ist milder, er unterstützt stärker die Yin-Kräfte und gilt als kühlend. Außerdem ist er besser für die Langzeiteinnahme auch ohne Unterbrechungen und über viele Monate geeignet.

Ginseng ab 50

In vielen Legenden werden die angeblichen lebensverlängernden Eigenschaften des Ginsengs überschwenglich gelobt. Aber bei realistischer Einschätzung hält ihn heute niemand mehr für das Lebenselixier, das Wunder vollbringt. Bewiesenermaßen kann Ginseng aber viel zum Wohlbefinden im Alter beitragen. Das Altern ist vorprogrammiert und macht sich als schrittweises Nachlassen der körperlichen und geistigen Funktionen bemerkbar. Dieser Alterungsprozeß erstreckt sich als Wandlung über das ganze Leben. Er wird Ihnen allerdings erst durch die mehr oder weniger deutlichen äußerlichen Merkmale bewußt. In jüngeren Jahren können die schleichenden negativen Veränderungen meist wieder ausgeglichen werden. Im Alter ist der Organismus immer öfter nicht mehr in der Lage, sich den unterschiedlichen Anforderungen zu stellen. Äußere Belastungen sind nicht mehr so gut zu verkraften, der gesamte Stoffwechsel wird träger und das Gehirn bringt nicht die gewohnte Leistung. Durch einen ständigen Mangelzustand auf den verschiedensten Ebenen kommt es schließlich häufiger zu Krankheiten und Verschleißerscheinungen.
Die tonisierenden Ginseng-Eigenschaften sind für die nachlassenden Körperfunktionen im Alter von großem Nutzen. Nachweislich beeinflußt Ginseng das Gedächtnis älterer Menschen und ihre Abwehrkräfte. Es wurde beobachtet, daß er die Wirkung von Medikamenten verbessert, die der eine oder andere ältere Mensch gegen verschiedene chronische Leiden einnimmt. Viele leiden an einer Verengung der Herzkranzgefäße, der Angina pectoris. In Verbindung mit Ginseng treten die schmerzhaften Anfälle weniger häufig auf.

Auf Herz und Kreislauf achten

Im Alter sollten Sie vor allem auf das tragende System Ihres Körpers, das Herz und den Kreislauf achten. Es funktioniert nur reibungslos, wenn sämtliche Bereiche ständig gut durchblutet, mit Nahrung und Sauerstoff versorgt und von Abfallprodukten des Stoffwechsels befreit sind. Es ist ganz normal, daß sich mit zunehmendem Alter in diesen komplizierten Abläufen Abnützungserscheinungen zeigen. Die Elastizität des Herzmuskels nimmt ab, er bringt nicht mehr genügend Kraft auf, um die ungeheure Pumparbeit zu leisten. Teilweise sind Herz- und Kreislaufprobleme einfach eine Frage des Alters, manche sind erblich bedingt. Hinzu kommen aber die hausgemachten Risikofaktoren.

Neben diesen natürlichen Gegebenheiten spielen aber immer mehr äußere Faktoren eine wichtige Rolle. Die Ursache vieler Herz- und Kreislauferkrankungen ist eine ungesunde Lebensweise: wenig Bewegung und körperliche Anstrengung, falsche Ernährung, fehlender Ausgleich zwischen Hektik und Erholungsphasen, Rauchen und Übergewicht.

Vermutlich ist der allgemeine Leistungsabfall im Alter auch auf einen zentralen Hormonmangel zurückzuführen. Nachdem festgestellt wurde, daß Ginseng regulierend in verschiedene Hormonsysteme eingreift, die Nervenregeneration fördert, die Aufnahme und Verwertung von Sauerstoff verbessert, scheint sein Ansehen, eine besonders im Alter nützliche Heilpflanze zu sein, doch gerechtfertigt. Ob diese einzelnen günstigen Einflüssen auf typische Alterserscheinungen insgesamt dazu führen, die Lebenserwartung gesunder Erwachsener zu verlängern, läßt sich nicht beweisen. Sehr wahrscheinlich ist es möglich, bestimmten alterstypischen Krankheiten vorzubeugen.

Mit Ginseng das Alter positiv erleben

Voraussetzung für einen positiven Ginseng-Effekt ist allerdings, daß Sie mit der regelmäßigen Einnahme frühzeitig beginnen, also am besten, solange Sie sich noch gesund fühlen. Die Notwendigkeit, sich viel zu bewegen und schädlichen Streß abzubauen, ersetzt das allerdings nicht. Die Altersforschung hat noch eine zusätzliche, natürliche gesundheitsfördernde Maßnahme entdeckt: Das ist eine maßvolle Ernährung. Wenn Ginseng auch wahrscheinlich nicht tatsächlich lebensverlängernd wirkt, so kann er doch wesentlich dazu beitragen, daß Sie die Zeit des Alters positiv erleben.

Wann Sie Ginseng am besten einsetzen

Ginseng hat sich als stärkendes und ausgleichendes Mittel für Körper und Geist erwiesen. Sie können es unbedenklich für alle Altersgruppen und mit unterschiedlichem Ziel einsetzen. Hier die wichtigsten Anwendungsmöglichkeiten auf einen Blick:

- Vorbeugung
- Stärkung der körperlichen und geistigen Leistung
- Streßbewältigung
- psychische Stabilisierung
- Herz- und Gefäßschutz
- Ausgleich für Stoffwechsel und Hormone
- Aktivierung im Alter
- natürliche Stimulierung

Vorbeugend gegen Abnutzung und Krankheit

Das klassische Anwendungsgebiet des Ginsengs ist die Gesundheitsvorsorge. Durch den ausgleichenden Einfluß auf zahlreiche Organfunktionen schützt er langfristig vor der Entwicklung von chronischen Krankheiten und Verschleiß.

Kräftigend

Ginseng ist ein aufbauendes Mittel bei Erschöpfung, egal welche Ursache dahintersteckt. Er beeinflußt weniger einzelne Organe oder Systeme, sondern wirkt sich auf alle Bereiche des Körpers aus. Reserven werden schonend eingesetzt und neue aufgebaut. Auf diese Weise hilft er dem Körper, sich nach Zeiten besonderer Anstrengungen und Belastungen schneller zu erholen. Er steigert die verminderte Energie und Leistungsfähigkeit während und nach Krankheiten oder länger dauernden psychischen Belastungen. Dabei wirkt er einer geistigen und stimmungsmäßigen Abgeschlagenheit entgegen. Als Folge der allgemeinen Vitalitätssteigerung – und nur in sehr geringem Maß durch Anregung der Geschlechtshormone – ist auch ein positiver Einfluß auf die Potenz möglich.

Stressmindernd/Abwehrsteigernd

Bei schädigenden äußeren Einflüssen unterschiedlicher Art zeigt sich die adaptogene Eigenschaft von Ginseng: Der Körper stellt sich auf Streß durch psychische Belastungen, Krankheiten oder Operationen, Umweltgifte, Medikamentennebenwirkungen, therapeutische Strahlen besser ein und steigert seine Abwehr. Auf verschiedene Weise aktiviert Ginseng das Immunsystem. Die Anfälligkeit für Infektionskrankheiten und möglicherweise auch Allergien sinkt.

Stimmungsverbessernd

Eine längere Ginseng-Einnahme wirkt sich auch positiv auf die allgemeine psychische Verfassung aus. Besonders ältere Menschen überwinden dadurch leichter eine depressive Phase oder Schlaflosigkeit. Die Lebenseinstellung wird insgesamt positiver. Der harmonisierende Effekt verbessert häufig die geistige Beweglichkeit, die Lernfähigkeit und das Erinnerungsvermögen.

Entlastend für Herz und Gefäße

Ginseng entlastet das Herz und steigert die Leistungsfähigkeit, Herzbeschwerden nehmen ab. Zu einem gewissen Grad normalisiert sich der Blutdruck, gleichzeitig verbessert er den Fettstoffwechsel und vermindert insgesamt das Arterioskleroserisiko.

Beeinflußt Hormone und Stoffwechsel

Hormonschwankungen sind die hauptsächlichen Ursachen von Regelstörungen und Wechseljahresbeschwerden. Ginseng beeinflußt sowohl die körperlichen Symptome als auch die psychische Unausgeglichenheit. Ginseng sorgt für einen Ausgleich des Blutzuckerspiegels und unterstützt dadurch die erforderliche Diät und sonstige Behandlung.

Aktivierend im Alter

Im Alter schützt Ginseng vor der altersbedingten Zunahme gesundheitlicher Störungen, wie erhöhte Anfälligkeit gegenüber Krankheiten, Funktionsstörungen wichtiger Organe, mangelnde Streßtoleranz, körperliche und geistige Müdigkeit. Er verbessert Ihr Wohlbefinden und vor allem die Aktivität. Dies ist ein zuverlässiger Weg, frühzeitigen Alterungserscheinungen entgegenzuwirken und möglicherweise einige gesunde Lebensjahre dazuzugewinnen.

Anregend

Ginseng wirkt stimulierend und leistungssteigernd bei besonderen Anforderungen. Das können Prüfungen sein, lange Autofahrten, häufige Nachtdienste, sportliche Wettkämpfe oder körperliche Anstrengungen. Er vermindert die Anzeichen von Hangover wie Müdigkeit und Nachlassen der Konzentrationsfähigkeit durch Überanstrengung, Übernächtigung oder reichlich Alkohol.

Der Weg zum richtigen Therapeuten und was Sie dort erwartet

In all diesen Fällen können Sie Ginseng als sicheres Naturheilmittel einsetzen. Möglicherweise ist bei manchen Ihrer gesundheitlichen Probleme aber der rechtzeitige Rat eines fachkundigen Therapeuten notwendig. Jede Selbstmedikation hat ihre Grenzen. Wenn Sie sich zu einer Behandlung nach der Traditionellen Chinesischen Medizin (TCM) entschließen, sollten Sie sich bei der Auswahl des Therapeuten nicht mit halben Sachen zufriedengeben. Die TCM beinhaltet wesentlich mehr als nur Kräutermedizin und Akupunktur. Zu den Behandlungsmethoden gehören außerdem die Tuina-Massage, medizinisches QiGong und die Ernährungslehre. Vergewissern Sie sich, daß Ihr Behandler eine anerkannte Ausbildung in allen Bereichen der TCM hat und diese auch anwendet. Hilfe und Anschriften bekommen Sie von den Fachgesellschaften (Adressen Seite 141).

Die Behandlung nach chinesischen Methoden unterscheidet sich bereits in den Diagnosemethoden deutlich von der westlichen Medizin. Mit Hilfe seiner geschulten Wahrnehmungsfähigkeit kann ein erfahrener Therapeut durch Befragungen und Beobachtungen mit allen Sinnen Harmonie- und Disharmoniemuster aufspüren. Die traditionellen Methoden sind Befragen, Schauen, Hören, Riechen und Tasten. Für die Befragung nimmt sich ein guter Therapeut besonders viel Zeit, um Ihre eigenen Beobachtungen bezüglich der Krankheit zu erfahren und gleichzeitig Gefühle, Mimik und Stimme zu beobachten.

THEMEN DER DIAGNOSTISCHEN BEFRAGUNG
- Reaktionen auf Kälte und Hitze
- wenn Schmerzen vorliegen, die Art des Schmerzes
- Durst und Appetit
- Stuhlgang und Urin
- Schlafstörungen
- Allgemeinbefinden
- körperliche Betätigungen

Als nächstes erfolgt eine sehr genaue Untersuchung der Zunge. Harmonie und Disharmonien spiegeln sich in Farbe, Größe, Beweglichkeit und Belag der Zunge wider. Äußere Einflüsse zeigen sich häufig im Zungenbelag, während innere Schwierigkeiten mehr den Zungenkörper beeinflussen. Auch Ernährung, Medikamente und angeborene Erscheinungsformen sind zu berücksichtigen. Die Zungendiagnostik ist zwar kein absoluter Disharmonie-Indikator, kann aber zusammen mit anderen Zeichen wichtige Hinweise geben.

Von Bedeutung sind außerdem die Körperhaltung als Ausdruck der Vitalität, die Gesichtsfarbe und die Schleimhaut in Mund und Rachen. Beim Hören und Riechen werden Stimme, Atmung, Darmgeräusche sowie der Geruch von Haut, Schweiß, Stuhl und Urin analysiert.

Ein ganz wichtiges diagnostisches Mittel ist das Pulsfühlen. Hierin sind die chinesischen Ärzte wahre Meister. Um die 28 verschiedenen Pulsqualitäten unterscheiden und interpretieren zu können, sind viel Wissen und lange praktische Erfahrung erforderlich. Fremdartig sind für uns die Bezeichnungen für einige der wesentlichen Pulseigenschaften. Sie werden

beispielsweise als voll, leer, schlüpfrig, dünn, abgehackt oder sehnig charakterisiert. Das Fühlen bezieht auch die Empfindlichkeit der Haut an Akupunkturpunkten mit ein.
Die Vorgehensweise bei der Untersuchung ist für Ungeübte zunächst schwer zu verstehen. Ist die Diagnose jedoch einmal gestellt, vermittelt sie ein äußerst differenziertes Zustandsbild, auf das der Therapeut dann eine individuelle Behandlung zuschneidet. Ein verantwortungsvoller Arzt verläßt sich, insbesondere bei ernsthaften schweren Erkrankungen, aber nicht allein auf die beschriebenen Zeichen. Sowohl zur Absicherung der Diagnose als auch bei der Behandlung wird er ergänzend schulmedizinische Methoden hinzuziehen.

Gesundheitspraxis Ginseng

Die klassische Anwendung von Ginseng bezog sich früher auf die Stärkung des Qi und die Vermehrung von Körperflüssigkeiten, insbesondere die der Verdauungsorgane. Er war somit zunächst ein wichtiges Heilmittel für Geschwächte nach fieberhaften Erkrankungen. Gleichzeitig aber wurde er wegen seiner ausgleichenden Wirkung auf die Psyche sehr geschätzt. Nicht zuletzt erhofften sich ältere Menschen von der Ginseng-Wurzel eine Lebensverlängerung. Diese allgemeinen gesundheitsfördernden Eigenschaften sind nach wie vor besonders in der Vorsorge wertvoll. Sie lassen sich, begründet durch die medizinische Forschung und kontrollierte Beobachtungen in der Praxis, auch zur Behandlung spezieller Krankheiten sinnvoll nutzen.

Für mehr Vitalität

Ob Sie es Qi, Essenz oder Energie, Lebenskraft oder Vitalität nennen, es fällt schwer, die vielen Aspekte dieser Begriffe in einem einzigen Wort zusammenzufassen. Ebenso schwierig ist es, die vielen Möglichkeiten, die Ginseng bietet, um in diese Bereiche einzugreifen, näher zu bestimmen. Die Lebensenergie ist die Kraft, die das Leben erhält, die Sie vorantreibt. Nur solange Energie fließt, ist Leben überhaupt möglich. Gerät sie ins Stocken, ist die Leistungsfähigkeit Ihres Organismus in Gefahr. Ebenso, wie ein hohes Maß an Vitalität mit Gesundheit verbunden ist, bedeutet ein Mangel Schwächung des Körpers und schließlich Krankheit. Die energetische Leistung, Krankheit abzuwehren oder zu überwinden, setzt Vitalität voraus. In dieser Hinsicht ist die allgemein stärkende Wirkung von Ginseng in zweierlei Hinsicht von Bedeutung. Er steigert zum einen die alltägliche Aktivität und trägt vorbeugend durch Stärkung der Vitalität zur Gesundheit bei.

- Selbst wenn Sie sich topfit fühlen, fällt es Ihnen wahrscheinlich leichter, einen langen Arbeitstag zu überstehen.
- Während einer wichtigen Besprechung können Sie besser und länger konzentriert bei der Sache bleiben.
- Den fröhlichen, aber überaus hektischen Kindergeburtstag überstehen Sie gelassen.
- Nach einem anstrengenden Tag haben Sie trotzdem noch Lust, einen langen Spaziergang zu machen oder Freunde zu treffen. Danach fühlen Sie sich angenehm müde, ausgeglichener als sonst und schlafen besser.
- Auch Ihre Abwehrkräfte profitieren von Ginseng. Eine Erkältungswelle geht an Ihnen vorüber und der niesende Nachbar in der Straßenbahn kann Ihnen dann vielleicht nichts anhaben.
- Durch die Aktivierung des gesamten Stoffwechsels und der verschiedenen Enzymaktivitäten sind Sie auch gegen Umweltbelastungen besser geschützt, seien es die Abgase und der Lärm einer stark befahrenen Straße, in deren Nähe Sie wohnen oder arbeiten, sei es die »dicke Luft« am Arbeitsplatz.

EXTRATIP

Kauen Sie ein zusätzliches Stückchen Ginseng, wenn Sie nach einem Arbeitstag noch etwas vorhaben. So überwinden Sie Ihren toten Punkt besser.

So wird Ginseng angewendet: Bei einer vorübergehenden Streßphase hilft Ihnen eine 2-Monatskur mit 1g Ginseng täglich. Als dauerhafte Unterstützung nehmen Sie Ginseng einige Monate lang in niedriger Tagesdosis ein.

Mit mehr Schwung an neue Aufgaben

In manchen Zeiten können Sie bereits im voraus abschätzen, daß größere Belastungen auf Sie zukommen werden. Der optimale Weg ist natürlich, diesem Streß von vornherein auszuweichen. Aber das ist leichter gesagt als getan. Verpflichtungen in der Familie, im Beruf oder die selbst auferlegten Freizeitaktivitäten lassen sich nicht immer umgehen. Auf der anderen Seite kann die Bewältigung besonderer Aufgaben eine große Herausforderung sein, in die Sie sich mit aller Energie hineinstürzen wollen. Um so wichtiger ist es, daß Ihr Körper Sie dann nicht im Stich läßt. Ginseng kann Ihnen helfen, mehr Kraft aufzubauen und Reserven zu mobilisieren. Wenn also besonders viel Energie von Ihnen verlangt wird, oder wenn Sie gesundheitlich nicht auf der Höhe sind, unterstützt Ginseng die Leistungsfähigkeit des gesamten Organismus. Sie können mit mehr Schwung und gelassener an die Aufgaben herangehen und die Nachwirkungen einer vorübergehenden Überforderung verkraften Sie leichter.

- Obwohl Ihre Konstitution durch häufig wiederkehrende oder chronische Krankheiten nicht die beste ist, wird Ihr Tatendrang nicht gebremst.
- Sie können eine Krankheit schneller überwinden, weil Sie aktiver dagegen angehen.
- Beschwerden der Wechseljahre oder die unangenehmen Begleiterscheinungen der Menstruation wirken sich nicht auf Ihre Aktivitäten aus.

- Sie haben öfter genug Antrieb, den Teufelskreis von depressiver Stimmung und Inaktivität zu durchbrechen.
- Sie fühlen sich körperlich weniger ausgelaugt, so daß Sie in Streßphasen den Alkohol- und Zigarettenkonsum nicht noch steigern müssen.
- Ein wenig Anstrengung mehr wird Ihnen nicht zu viel und kann Ihnen den Spaß am Sport nicht verderben.

So wird Ginseng angewendet
Zum raschen Auffüllen der Energiereserven und bei größeren Belastungen nehmen Sie wenigstens ein bis zwei Wochen lang die hohe Dosierung von 2 g Ginseng pro Tag und gehen dann auf die Normalmenge zurück.

Nachhilfe für den Kopf

Vitalität wird heute häufig nur mit einer körperlichen Fitneß in Verbindung gebracht, bei der modische Ziele wesentlich wichtiger erscheinen als die Gesundheit. Aktiv sein bezieht aber unbedingt den ganzen Körper mit ein. Ihren Kopf sollten Sie ebenso trainieren wie Ihre Muskeln, denn der Alterungsprozeß macht vor dem Gehirn natürlich nicht halt. Damit der Kopf nicht rostet, benötigt er ein Gedächtnistraining. Lösen Sie Kreuzworträtsel, lernen Sie die wichtigsten Telefonnummern auswendig. Es gibt viele Möglichkeiten für gezielte Gehirnübungen. Der Einsatz von Ginseng steigert die Leistungsfähigkeit des Gehirns. Die Konzentrationsfähigkeit und Aufnahmebereitschaft werden erhöht und Ihre intellektuellen Fähigkeiten angeregt.
Auf den ersten Blick scheint es keinen direkten Zusammenhang zwischen körperlicher Aktivität und geistiger Leistungsfähigkeit zu geben. Tatsache aber ist, daß die grauen Zellen

mit davon profitieren, wenn Sie Ihre Muskeln anspannen. In einer Studie der Universität Stockholm konnte bewiesen werden, daß schon leichtes Wandern dem Gedächtnis auf die Sprünge hilft. Bemerkenswerterweise reichte es aus, dreimal in der Woche mindestens 20 Minuten zu wandern, um bei älteren Frauen neben der körperlichen Fitneß auch das Kurzzeitgedächtnis nachweislich zu verbessern.

Ginseng ein Dopingmittel?

Fitneß für die Gesundheit heißt nicht Höchstleistung, die den Körper frühzeitig aufarbeitet und junge Leistungssportler bereits zu Invaliden macht. Es kann auch nicht der Fitneßwahn gemeint sein, der sich zur Befriedigung von abstrusen Schönheitsidealen in den Folterkammern der Sportstudios verausgabt. Sport als gesundheitliche Vorbeugung sollte individuell auf jeden zugeschnitten sein. Nicht die Sportart ist entscheidend, sondern die Bewegung bringt den Ausschlag. Sportliche Betätigung können Sie ohne weiteres als ein »Medikament« für Ihre Gesundheit ansehen. Wird sorgfältig die richtige ausgewählt, kann sie nur in der angemessenen Dosierung den gewünschten Effekt bringt.

Ginseng hilft Ihnen, Ihr persönliches körperliches Fitneßprogramm mit mehr Spaß zu bewältigen. Ein überlasteter Organismus und gestörte Funktionen, ein niedriger Blutdruck, schwankende Blutzuckerwerte, häufige Kopfschmerzen oder eine innere Antriebslosigkeit behindern trotz allem guten Willen die körperliche Betätigung.

Unabhängig davon, ob Sie nur begeisterter Freizeitsportler sind oder mit ein wenig Ambitionen etwas mehr von sich fordern wollen, Ginseng kann Ihre Leistungsfähigkeit im Sport erhöhen. Sie dürfen dabei sicherlich keine explosionsartigen

Steigerungen erwarten. Es ist nicht anzunehmen, daß Ginseng jemals Gefahr läuft, auf einer Liste verbotener Dopingmittel zu erscheinen. Aber in angemessener Dosierung führt er durchaus, wie sich in Untersuchungen mit Hochleistungssportlern gezeigt hat, zu einer besseren Energieversorgung. Das zeigt sich bei kurzzeitigen Leistungsanforderungen, weil Glykogenreserven schneller zur Verfügung stehen. Darüber hinaus ist er bei Ausdauersportarten zu empfehlen, schon unter dem Gesichtspunkt, daß er sich günstig auf den gefürchteten Muskelkater auswirkt. Denkbar ist auch, daß unabhängig von den Stoffwechseleinflüssen sich die Streßminderung während eines Wettkampfs günstig auswirkt. Beginnen Sie einige Tage vor einem wichtigen sportlichen Ereignis mit der Einnahme von wenigstens 1 g Ginseng am Tag, um sich ein Polster an Reserveenergie aufzubauen.

Harmonisierung bei Sexualstörungen

Ein befriedigendes Sexualleben hat großen Einfluß auf Ihre Lebensqualität. Es ist ein Zeichen Ihrer Gesundheit und Vitalität. Probleme mit der Lust und der Potenz belasten die Partnerschaft, stören das innere Gleichgewicht und können zu ernsthaften psychischen Belastungen führen. Andererseits verstärken gerade Streß und innere Spannungen auch sexuelle Funktionsstörungen. Seit jeher steht Ginseng in dem Ruf, ein Aphrodisiakum, also ein libido- und potenzsteigerndes Mittel zu sein. Ginsenghaltige Kräutertees werden in Asien häufig zu diesem Zweck verwendet. In westlichen Ländern sind entsprechende Präparate eher in Sexshops zu finden. Einiges spricht dafür, daß Ginseng tatsächlich über eine hormonelle Regulierung wirksam ist. Zusätzlich kann sich der gefäßerweiternde Effekt günstig auswirken, wenn eine mangelhafte Durchblutung Ursache von Funktionsstörungen der Sexualorgane ist. Nach Gabe von großen Ginseng-Mengen ist es in Tierversuchen gelungen, die Produktion und Beweglichkeit der Spermien zu erhöhen. Schlüssige Beweise für vergleichbare Effekte beim Menschen gibt es bisher nicht.

Die Erfahrung jedoch hat gezeigt, daß sich Ginseng in der Praxis sehr wohl bei sexuellen Problemen positiv auswirkt. Ginseng wirkt harmonisierend und entspannend. Gleichzeitig steigert er das Wohlbefinden und die Vitalität. Dies alles sind günstige Voraussetzungen, die nicht nur im Alter zur Steigerung und Verbesserung der sexuellen Aktivität führen können.

Wechseljahre bei Männern!

Daß Frauen um die Fünfzig in die »Jahre« kommen, ist kein Geheimnis. Die hormonelle Umstellung und ihre Konsequenzen sind keine ausschließlich weibliche Angelegenheit. Auch wenn die Herren der Schöpfung es nicht wahrhaben wollen, jeder dritte Mann über 45 Jahre kämpft mit den Symptomen der Wechseljahre. Hitzewallungen, Schlafstörungen und Depressionen, die typischen Zeichen eines Klimakteriums, werden nur von vier Prozent der Männer darauf zurückgeführt. Für die übrigen bleiben die Verursacher dieser Beschwerden der berufliche Streß, das allgemeine Altern und vielleicht das Ergebnis der altersbedingten Sinnkrise. Der berufliche und private Höhepunkt ist erreicht oder wurde verfehlt. Nun kommt das große Loch. Daß Hormone vielleicht die Auslöser sind, weisen sie entschieden zurück. Tatsache aber ist, daß das Hormon Testosteron, das den Mann erst zum Mann macht, seine Muskeln bildet, die Lust und Potenz fördert, die geistigen Fähigkeiten aktiviert, mit zunehmendem Alter abnimmt. Ab dem 35. Lebensjahr läßt die Produktion nach. Was für Frauen völlig normal ist, ruft bei den Männern bedrückende Ängste hervor. Warum treten die Symptome aber nur bei jedem dritten Mann auf? Untersuchungen haben gezeigt, daß aktive Männer, die Sport treiben, viel unternehmen, Probleme anpacken und nach Lösungen suchen, die Umstellung nicht so deutlich spüren. Auch in dieser Hinsicht also keine Unterschiede zu den Frauen. Auch unter ihnen sind die aktiveren nicht so stark von Beschwerden der Wechseljahre betroffen.

Anspannungen lösen

Die Schlußfolgerung, mit der Einnahme von Testosteron für die Betroffenen könnte dem entgegengesteuert werden, ist nur bedingt richtig. Die Nebenwirkungen bei der Gabe dieses Hormons, wie bei Bodybuildern oft beobachtet, sind beachtlich: Der Organismus hält Salz und Wasser zurück, der Blutdruck und damit das Herzinfarkt-Risiko steigen und die Nieren können geschädigt werden. Sinnvoller und gänzlich ohne Nebenwirkungen ist die Umstellung auf vitamin- und mineralstoffreiche Ernährung, Erhöhung der sportlichen und geistigen Aktivitäten. Begleiten Sie diese Umstellung mit einer dreimonatigen Ginseng-Kur. Ginseng löst die Anspannungen und greift regulierend auch in den Testosteron-Haushalt ein.

Ginseng-Frühjahrs- und Herbstkur

vorbeugend • vitalisierend • stärkend

Frühjahr und Herbst sind die beste Zeit für eine vorbeugende Ginseng-Kur. Im Frühling bauen Sie die in den Wintermonaten verbrauchten Kräfte wieder auf, während Sie mit der Herbstkur Ihre Abwehrkräfte gegen Infektionen und Winterdepression stärken. Für diese Kuren bietet sich die Kombinationspräparate mit Gelee Royale an. Sie enthalten wichtige Aminosäuren, vor allem aber den Vitamin-B-Komplex, Mineralstoffe und Enzyme. Eine gute Verbindung für Ihr Immunsystem, die in Fertigpräparaten in Form von Kapseln oder als spezielle Honigwurzel erhältlich ist.

Mehr Vitalität aufbauen

Ginseng ist nicht die einzige Möglichkeit, mehr Vitalität aufzubauen. Gesundheit und Lebensfreude sind keine Gegensätze. Natürlich sind Rauchen und Trinken ungesund, das heißt aber nicht, daß sie zu einem guten Essen auf einen edlen Tropfen verzichten sollten. Gesundheit heißt nicht Askese. Auf die richtige Dosierung kommt es an. Nicht Extreme sind gefragt, sondern Ausgewogenheit. Überprüfen Sie Ihre Ernährungsgewohnheiten und fangen Sie mit den Vitaminen und Spurenelementen an.

Wichtige Vitamine und Spurenelemente für Ihre Vitalität

Die B-Vitamine: Sie sind die Brennstoff- und Nervenvitamine. Sie wandeln Kohlenhydrate in Energie um.
Besonders reichhaltig in Vollkornprodukten, Kartoffeln, Erbsen und Bohnen.
Vitamin C: Es steigert das Abwehrsystem und leistet Entgiftungsarbeit. Enthalten in Zitrusfrüchten und Frischgemüse, besonders reichlich in schwarzen Johannisbeeren und Paprika.
Niacin: Verhindert geistige Verwirrung. Extremer Niacinmangel führt zu Schäden des Nervensystems. Seefisch, Vollkornprodukte, Erbsen, Fleisch und Kartoffeln sind die Hauptlieferanten.
Kalium: Ein unentbehrliches Spurenelement für den Sportler. Verhindert Krämpfe und stärkt den Herzmuskel. Aprikosen, Bananen, Pilze, Möhren und Pfirsiche sind die Spender.
Magnesium: Wirkt gegen Streß, hilft bei der Bekämpfung von

Depressionen und löst Krämpfe. Mit Feigen, Getreidekeimen, dunkelgrünen Gemüsesorten, Zitronen und Nüssen können Sie gezielt nachhelfen.

Mangan: Bekämpft Erschöpfung, Nervosität und verbessert das Gedächtnis: Hauptsächlich in Nüssen, Vollkornbrot, Roten Beeten und Eigelb enthalten.

Eisen: Sorgt für die richtige Sauerstoffversorgung. Kommt in rotem Fleisch, Austern, Spargel, Haferflocken, Soja und Leber in nennenswerten Mengen vor.

Zink: Wichtig für die Gehirnfunktionen und gegen Depressionen. Weizenkeime, Bierhefe, Nüsse und Rindfleisch garantieren ein ausreichendes Angebot.

Selen: Verhindert vorzeitigen Verlust der Vitalität, es ist ein Zellschutz. Männer brauchen übrigens mehr Selen als Frauen. Mit Brokkoli, Meeresfrüchten, Zwiebeln, Tomaten und Weizenkleie sorgen Sie für Nachschub.

Vitalität im Alter

Vital zu sein ist zweifellos in jedem Lebensalter wichtig. Möglicherweise beeinflußt eine angeschlagene Verfassung aber zu keiner anderen Zeit die Lebensqualität so nachhaltig wie im Alter, läßt sie Sie doch spüren, daß die in der Jugend unendlich erscheinende Leistungskraft ihre Grenzen hat. Wenn sich schon der Traum vom ewigen Leben nicht erfüllen läßt, dann möchten alle wenigstens im Alter noch rundherum gesund und munter sein. Ein Traum, für dessen Erfüllung Sie eine ganze Menge tun können, denn eine gesunde Langlebigkeit wird von vielen Faktoren beeinflußt. Auf die ererbten Voraussetzungen haben Sie zwar keinen Einfluß, Sie können aber viel dazu beitragen, den Schaden zu begrenzen. Auf anderen Gebieten schaffen Sie die Grundlagen selbst, die Sie

über viele Jahre hinweg fit halten sollen. Ausgewogene Ernährung und geistige und körperliche Bewegung sind dabei die entscheidenden Faktoren. Aber diese effektivste Vorsorge sollten Sie ein Leben lang betreiben.
Alt sein überfällt Sie nicht schlagartig, auch wenn es mit Eintritt der Wechseljahre manchmal so erscheinen mag. Obwohl der Altersabbau ein ganz normaler Vorgang ist, sollten Sie sich nicht ergeben damit abfinden. Das organische System wird früher oder später Abnutzungserscheinungen zeigen, denen Sie aber nicht schutzlos ausgeliefert sind, auch dann noch nicht, wenn sich die Anzeichen bereits bemerkbar machen. Spätestens jetzt sollten Sie aufwachen und aktiv werden. Für Bewegung gibt es keinerlei Altersbeschränkung. Auch ein alter Körper ist ohne weiteres noch trainierbar. Erst recht gilt dies für die geistige Aktivität, mit der es Ihnen gelingt, auch körperliche Gebrechen wesentlich besser zu überwinden. Mit vielen kleinen Schritten können Sie noch viel für sich tun.

Mit Ginseng allein könnten Sie verlassen sein

Viele der altersbedingten Gesundheitsprobleme sind auf nachlassende Regulationsvorgänge zurückzuführen. Ginseng kann Sie dabei unterstützen, die abnehmende Leistungsfähigkeit des inneren Ordnungssystems auszugleichen. Sie kommen damit weniger schnell an Ihre körperliche Belastungsgrenze, weil Ginseng das Herz und den Kreislauf entlastet, die Durchblutung fördert. Die wesentlichen hormonell gesteuerten Funktionen wie Stoffwechsel oder Blutdruck, der Wiederaufbau von Zellenergie oder die Regeneration von Nervenfasern, all diese Ginseng-Fähigkeiten scheinen maßgeschneidert für den alternden Organismus. Aus vielen Behandlungsstudien mit älteren Menschen ist bekannt, daß Ginseng die Eigeninitiative, Konzentrationsfähigkeit und das Gedächtnis bessert und großen Einfluß auf die psychische Ausgeglichenheit hat.

Ginseng kann aber auch »gefährlich« sein. Nämlich dann, wenn Sie sich gemütlich zurücklehnen und es mit ein oder zwei Tassen Ginseng-Tee am Tag als Gesundheitsprogramm bewenden lassen. So entspannend und gleichzeitig anregend das auch sein mag, Sie sollten doch noch etwas mehr tun. Untätigkeit schont Sie nicht, sondern macht, von einigen Ausnahmen abgesehen, zunehmend krank und vor allem unzufrieden.

So wird Ginseng angewendet
Im Alter steht der anhaltende Energiegewinn und Schutz vor Überlastung im Vordergrund. Eine Langzeiteinnahme ist darum am sinnvollsten. Nach Absprache mit Ihrem Arzt können Sie Ginseng sofern Sie sich wohler dabei fühlen, auch über viele Monate ununterbrochen nehmen. Je nach Befinden sollten Sie die Tagesdosis variieren. Die Höchstdosis von 2 g pro Tag wird nicht andauernd erforderlich sein.

Gegen die Überbelastungen des Alltags

Der Alltag stellt an jeden körperliche und geistige Anforderungen, die Sie hin und wieder an Ihre Grenzen stoßen lassen. Nichts geht mehr! Es reicht nicht mehr aus, nur einmal richtig auszuschlafen, um die gewohnte Leistungsfähigkeit und Entspannung wiederzufinden. Der Körper reagiert mit eindeutigen Zeichen auf eine andauernde Überlastung durch Leistungsdruck, ungesunde Umwelt- und Lebensbedingungen. Das Zauberwort, das für alles verantwortlich gemacht werden kann, heißt Streß.
Denn eine Altersschwäche kann es schwerlich sein, wenn viele Schulkinder immer häufiger nicht mehr in der Lage sind, sich auf eine Aufgabe zu konzentrieren. Eine Schulstunde lang bei

der Sache zu bleiben, fällt ihnen oft äußerst schwer. Viele technische Berufe verlangen fast ununterbrochen ein Höchstmaß an Aufmerksamkeit und Reaktionsvermögen. Auch außerhalb des Berufs verzeiht die hochtechnisierte Welt keine Unaufmerksamkeit. Gerade ältere Menschen sind dadurch oft überfordert.

Ginseng hat gezeigt, daß es in die Vorgänge des Gehirns in bezug auf seine geistigen Leistungen eingreifen kann. Er fördert unter anderem die Konzentration, Aufmerksamkeit, Koordinationsfähigkeit und Lernfähigkeit. Die Leistungsfähigkeit verbessert sich besonders unter höheren Anforderungen. Ein guter Lehrling oder Student, der seine Aufgaben problemlos »mit links« bewältigt, wird durch die Einnahme von Ginseng nicht zum Überflieger werden. Auch das Abarbeiten eines Aktenbergs kann danach nicht in der Hälfte der Zeit bewältigt werden. Wahrscheinlich können Sie sich aber länger konzentriert mit einer Sache beschäftigen und Ihre Fehlerquote wird abnehmen.

WICHTIG

Denken Sie daran, daß Konzentrationsschwäche viele Ursachen haben kann. Trinken Sie ausreichend, mindestens zwei Liter am Tag? Bewegen Sie sich genügend oft an der frischen Luft und tanken Sauerstoff? Versorgt Sie Ihre Ernährung mit den wichtigsten Mineralien wie Mangan, Eisen und Zink?

Streß hat (fast) immer schuld

Er dient als Entschuldigung für unerledigte Arbeiten, um einen unangenehmen Besuch abzusagen, das versprochene Spiel mit den Kindern zu verschieben, für die zweite Schachtel Zigaretten am Tag und, und, und. Streß ist für viele zum ständigen Begleiter geworden. Gelegentlich drängt sich der Verdacht auf, daß ohne Streß gar nichts mehr geht. Für die einen ist er Aushängeschild für ein erfolgreiches Leben. Nur wer Streß vorzuweisen hat, stellt etwas dar in der Gesellschaft. Für andere aber ist er eine Belastung, die jeglichen Antrieb und die Leistungsfähigkeit lähmt.

Jeder empfindet Streß körperlich auf eine andere Weise, obwohl der Organismus zunächst einmal bei allen gleich reagiert. Gemeinsam gehen Gehirn, Seele und Körper in Alarmstellung und versuchen mit der Bedrohung fertigzuwerden. Auf welche Weise jemand den Kampf mit der Bedrohung aufnimmt, ist jedoch individuell sehr unterschiedlich. Grundsätzlich verlangt die Gesellschaftsordnung jedoch von jedem, daß er seine natürlichen Reaktionen mehr oder weniger im Zaum hält. Gegen den intriganten Arbeitskollegen können Sie sich nicht mit unkontrollierten Angriffen wehren. Reaktionen auf Streß müssen Sie in der Regel auf irgendeine Weise kompensieren. Ein kurzes Wortgefecht mit dem Partner bereinigt vielleicht schon wieder die Lage. Die Magenschmerzen vor dem Zahnarztbesuch sind anschließend schnell vergessen. Eine ernste Belastung für Ihre Gesundheit sind vielmehr die chronischen Streßsituationen, die das Hormonsystem immer schwerer ausgleichen kann. Zunächst macht sich Müdigkeit, Erschöpfung und ein Gefühl des Ausgebranntseins breit. Das innere physiologische Gleichgewicht kann schließlich nicht mehr hergestellt werden, und es entwickeln sich daraus nicht selten psychosomatische (seelisch-körperliche) Beschwerden. Viele innere Krankheiten, chronische Kopfschmerzen oder Frauenleiden haben hier ihren Ursprung.

So wird Ginseng angewendet

Bei Überlastung kann Ginseng seine aktivierenden und harmonisierenden Eigenschaften ausspielen. Sie können sich den Anforderungen besser stellen, weil Sie einen zusätzlichen körperlichen und geistigen Leistungsschub bekommen. Gleichzeitig werden die überschießenden Streßhormone in ihre Schranken verwiesen, das heißt schneller abgebaut und in geringeren Mengen produziert. Eine Ginseng-Kur über einige Monate ist ratsam, wenn Sie die Auswirkungen einer belastungsreichen Zeit bereits zu spüren bekommen, Sie häufig unkonzentriert oder nervös sind, schlecht schlafen, sich müde und abgespannt fühlen.

Nicht alles ist Streß

Aber Vorsicht, schieben Sie nicht alles auf den unvermeidbaren Streß. Ihre Beschwerden können auch organische Ursachen haben und erste Anzeichen für eine Erkrankung sein. Bei auffallendem Nachlassen der Energie, wenn Sie plötzlich das Interesse an Dingen verlieren, die Ihnen früher wichtig waren, oder ungewohnte Stimmungsschwankungen auftreten, können das auch Hinweise auf eine Depression oder krankhafte Funktionsstörung des Gehirns sein. Möglicherweise stimmt der Eisenhaushalt nicht und Ihr Blut ist darum schlecht mit Sauerstoff versorgt, so daß Sie besonders schnell ermüden und sich nicht lange konzentrieren können. Vielleicht arbeitet die Schilddrüse nicht ordnungsgemäß. In diesen Fällen sorgt Ginseng zwar auch bis zu einem gewissen Grad für Ausgleich, Sie sollten aber unbedingt die tatsächlichen Gründe vom Arzt abklären lassen.

Für Ausgleich sorgen

Auf die Dauer können Sie von Ginseng aber nicht profitieren, wenn Sie es mit dem Schlucken von zwei Kapseln bewenden

lassen. Die Warnungen des Körpers sollten für Sie ein Signal sein, mehr Harmonie in Ihren Alltagsrhythmus zu bringen. Häufiger als Sie vielleicht denken, läßt sich Streß auch vermeiden. Versuchen Sie nachzuvollziehen, wann und warum Sie sich an manchen Tagen besonders überfordert fühlen, um so dem Streßauslöser auf die Spur zu kommen. Ist Ihr Berufsalltag besonders kopflastig, brauchen Sie in der Freizeit dringend viel Bewegung, bei der Sie sich richtig verausgaben können. Auf diese Weise bauen Sie eine große Menge Streß ab, denn der Sport ist ein sehr wirksamer Ersatz für den zähnefletschenden Wolf.
Wenn Sie sich auf sanften Wegen wohler fühlen, sind Entspannungsübungen, Atemtechniken, Yoga oder Autogenes Training oder die meditativen Bewegungstechniken wie Tai Chi oder Qi Gong vielleicht besser geeignet. Diese Übungen haben außerdem den Vorteil, daß Sie sie ohne größeren Aufwand zu Hause und auch tagsüber zwischendurch ausüben können.

Wochenendkur mit Ginseng

entspannt • aktiviert • vitalisiert

Gönnen Sie sich gelegentlich zur intensiven Entspannung bewußt ein Gesundheitswochenende mit viel frischem Obst und Gemüse, langen Spaziergängen oder sportlichen Aktivitäten verbunden mit einer Ginseng-Wochenendkur. Nehmen Sie zwei Tage lang die doppelte der vorgeschriebenen Dosis. Die gesunde Ernährung, die viele Bewegung und der Ginseng machen Sie wieder fit für die kommende Woche. Jemand, der viel unterwegs sein muß oder auf Restaurant- oder Kantinenessen angewiesen ist, kann so seine Vitamin-Depots auffrischen.

Die innere Uhr läßt sich schwer verstellen

Seit einigen Jahren beschäftigt sich die westliche Medizin mit den Einflüssen der inneren Zeitrechnung auf die Tätigkeit bestimmter Organe. In der alten chinesischen Medizin wurden solche Zusammenhänge seit langem berücksichtigt. Auch die Organe legen nach Zeiten großer Aktivität im Laufe von 24 Stunden und innerhalb des Jahres Ruhepausen ein. So kommt es, gesteuert von der Nebenniere, zu deutlichen Schwankungen des Hormonspiegels, der Leber- oder Nierentätigkeit oder des Herzens. Stoffwechsel, Blutdruck, Aktivität und die Leistungsfähigkeit des Abwehrsystems werden dadurch stark verändert. Abhängig von dem jeweiligen Leistungszustand einzelner Organe wirkt sich das auf die Empfindlichkeit gegenüber der Nahrung, Medikamenten oder Streßeinflüssen aus. Einige Arzneimittel wirken zu bestimmten Tageszeiten besser als zu anderen, Alkohol oder die Zigarette vertragen Sie nicht immer gleich gut. Ein operativer Eingriff ist weniger belastend, wenn er beispielsweise am späten Nachmittag durchgeführt wird. Morgenmuffel und ausgesprochene Abendmenschen sind Beweis dafür, daß die innere Uhr jedes Menschen außerdem noch ein wenig unterschiedlich geht. Im allgemeinen haben Sie sich mit den Schwankungen, die sich direkt auf Ihre Leistungsfähigkeit und Wohlbefinden auswirken, abgefunden. Sie richten Ihren Tagesablauf nach Möglichkeit danach ein. Tiefpunkte werden beispielsweise mit Kaffee oder einem kleinen Mittagsschlaf überspielt. Wird dieses Arrangement jedoch durchbrochen, sei es durch Schichtarbeit oder Flugreisen in eine andere Zeitzone, geht Ihre biologische Uhr falsch, was zu einer großen Belastung für den Organismus führen kann. Aktivität und Leistungsfähigkeit oder die Abwehr von Krankheiten können darunter leiden. Für viele Menschen ist ein von beruflichen oder gesellschaftlichen Zwängen bestimmter fremder Rhythmus ein großes Problem. Die Erfahrung zeigt, daß harmonisierende Pflanzen diesen Streß mildern können. Bei Schichtarbeiten oder großen Zeitverschiebungen können Sie vorsorglich einige Tage vorher mit der Einnahme beginnen und damit die Anpassung erleichtern.

Qi Gong und Tai Chi fördern die Harmonie

Entsprechend der daoistischen Prinzipien fördern diese beiden Formen von Atem-, Konzentrations- und Bewegungsübungen die Harmonie zwischen den Yin- und Yang-Energien in Ihrem Körper. Sie sorgen für einen störungsfreien Qi-Fluß zur Bewahrung der Gesundheit, zur Förderung der Lebensqualität. Qi Gong wurde vor fast 3000 Jahren entwickelt. Heute gibt es rund tausend Qi Gong-Haltungen und Bewegungen. Im Laufe der Jahrhunderte sind verschiedene Ausrichtungen entstanden. Sie orientieren sich entweder an philosophisch-religiösen Zielen (daoistisch, buddhistisch, konfuzianisch), an überlieferter Kampfkunst oder sind als medizinisches Qi Gong ein Teil der traditionellen Behandlungsmethoden und Gesundheitsvorsorge. Im Westen ist das beweglichere Tai Chi als Schattenboxen bekannt. Abgeleitet wurde es von der Kampfkunst Tai Chi Chuan, dessen Seitenarm Kung-Fu unsere Kinos und Fernseher überflutete.

Beiden Formen liegen Tierbeobachtungen zugrunde und dementsprechend blumig sind die Namen der Übungen, wie zum Beispiel »Die Kuh schaut nach dem Mond« oder »Fasse den Vogel beim Schwanz«. Die scheinbare Einfachheit der Qi-Gong-Übungen verleitet dazu, sie sich mit Hilfe entsprechender Bücher selbst beibringen zu wollen. Da sich eine falsche Ausführung jedoch negativ auswirken kann, sollten Sie nur unter Anleitung eines qualifizierten Lehrers damit beginnen. Für Tai Chi ist ein guter Lehrer unumgänglich. Inzwischen bieten die Volkshochschulen entsprechende Kurse an; informieren Sie sich an Ihrem Wohnort.

Herz- und Kreislaufbeschwerden

Mit zunehmendem Alter und begünstigt durch eine ungesunde Lebensweise, nimmt die Leistungsfähigkeit des Herz- und Kreislaufsystems ständig ab. Lange Zeit bleibt diese Herzschwäche unbemerkt. Engpässe in der Versorgung kann der Körper noch selbst ausgleichen. Aber irgendwann spüren Sie vielleicht, daß Ihnen beim Treppensteigen häufiger die Luft ausgeht und das Herz wesentlich schneller schlägt als früher. Besonders nach langem Sitzen oder Stehen und in der warmen Jahreszeit treten Schmerzen in den Beinen auf. Im Lauf des Tages schwellen Unterschenkel und Fußgelenke an. Und oft fühlen Sie sich auch ohne besondere körperliche Anstrengung müde und abgespannt.
Wenn sich als Folge von Gefäßverengungen oder durch starke psychische Belastung der Blutdruck erhöht hat, macht das zunächst keine Beschwerden. Die ständige Überbelastung der Gefäße und die Unterversorgung des Herzens können aber auf die Dauer gefährliche Folgen haben. Es kommt möglicherweise zu starken Flüssigkeitsansammlungen im Gewebe, zu Herzrhythmusstörungen, zur Verengung der Herzkranzgefäße, eventuell verbunden mit schmerzhaften Angina pectoris-Anfällen, der Blutdruck ist dauerhaft erhöht. Im schlimmsten Fall führt es zum Infarkt, wenn aus Sauerstoffmangel ein ganzer Muskelbereich des Herzens nicht mehr versorgt wird und abstirbt. Nach chinesischer Auffassung hat das Herz die Aufgabe, dem Blut Qi aus der Nahrung zuzuführen. Eine falsche Ernährung wirkt sich demnach ungünstig auf das Herz aus.

So wird Ginseng angewendet

Ginseng ist ein sehr wirkungsvolles Herztonikum. Vorbeugend eingenommen schützt es vor den typischen altersbedingten Herz- und Kreislaufproblemen. Wenn Sie aber bereits Beschwerden haben, ist es allerhöchste Zeit für einen Arztbesuch. Werden nur leichtere Störungen festgestellt, kann eine Ginseng-Kur von ein bis zwei Monaten das angeschlagene Herz sehr wirksam stärken und den Blutkreislauf regulieren. Sind schon größere Schäden entstanden, besprechen Sie mit Ihrem Arzt, ob möglicherweise auch eine kurzzeitige Behandlung von wenigen Tagen mit 10–15 g Ginseng am Tag sinnvoll sein kann. In jedem Fall beeinflußt Ginseng die Wirkung verordneter Herzmedikamente nicht. Im Gegenteil, er erhöht oft deren Wirkung, so daß nach einer gewissen Einstellungsphase die Dosis verringert werden kann.

So wirkt er

Ginseng wirkt sich insgesamt günstig auf den Blutfluß aus und verbessert auf diese Weise die gesamte Kreislaufsituation. Besondere Wirkung zeigt Ginseng auf die Leistungsfähigkeit des Herzens. Schlagkraft und Volumen werden langanhaltend erhöht und der Herzmuskel kann die angebotene Sauerstoffmenge besser verwerten. Aufgrund der ausgleichenden Eigenschaften steigt bei körperlichen Anstrengungen die Herzfrequenz weniger stark an, als das zu erwarten wäre. Auch psychische Belastungen, die häufig eine Ursache von Herzbeschwerden sind und ein nicht zu unterschätzender Risikofaktor für die Entstehung von Herzerkrankungen darstellen, können besser ausgeglichen und auf diese Weise Schäden verhindert werden. Möglicherweise geht ein Teil der Ginseng-Wirkung auch auf das Konto der Immunstimulation. Denn nach neuester Theorie spielt das Immunsystem bei der Entstehung der Herzschwäche eine gewisse Rolle.

Das unterstützt

Kreislauftraining durch Ausdauersport ist ein zuverlässiges Mittel, Herzerkrankungen vorzubeugen. Hier einige Grundregeln: Einmal am Tag den Puls auf 180 minus Lebensalter bringen. Mehr als 5 bis 10 Minuten intensive Bewegung sollten Sie schon einplanen. Optimal sind Ausdauerbelastungen von 30 bis 40 Minuten. Mehr Kondition bauen Sie auf, wenn sie diese Zeit dreimal in der Woche investieren.

DURCHSCHNITTLICHER KALORIENVERBRAUCH
bei einer Stunde Sport

	Kalorien	Kilojoule
Spazierengehen (4 km/h)	180 kcal	754 kJ
Radfahren (10 km/h)	180 kcal	754 kJ
Radfahren (20 km/h)	480 kcal	2010 kJ
zügiges Gehen (6 km/h)	300 kcal	1256 kJ
Tischtennis	300–360 kcal	1256 kJ–1507 kJ
Tanzen	360–420 kcal	1507 kJ–1758 kJ
Rückenschwimmen (25 m/min)	420 kcal	1758 kJ
Tennis und Bergsteigen	480 kcal	2010 kJ
Brustschwimmen (50 m/min)	660 kcal	2764 kJ
Skilanglauf (je nach Tempo)	660–1380 kcal	2764 kJ–5778 kJ

Um 1 kg Fettgewebe (es speichert 6000 bis 7000 kcal) zu verlieren, müssen Sie rund 13 Stunden Tennis spielen oder zehn Stunden lang brustschwimmen.

Blutdruck

Der Blutdruck entsteht durch die Kraft, mit der das Herz das Blut durch die Arterien in den ganzen Körper pumpt. Er ist dabei abhängig von vielen verschiedenen Faktoren wie Beschaffenheit der Arterien, Fließeigenschaften des Blutes sowie hormonell gesteuerte Wechselbeziehungen, bei denen auch Streß eine besonders wichtige Rolle spielt. Optimal für Herz und Gefäße ist ein systolischer Druck unter 120 mit diastolischen Werten unter 80 mmHg. Als normal gelten die Werte, wenn sie nicht über 130 beziehungsweise 85 mmHg liegen. Ein überhöhter Blutdruck bleibt zunächst lange unbemerkt und macht keine Beschwerden. Erst bei wirklich hohen Werten treten Kopfschmerzen, Benommenheit, Herzklopfen oder Ohrensausen auf. Auch Diabetes kann einen Hochdruck verursachen. Die Gefährlichkeit des Hochdrucks liegt darin, daß die länger andauernde Überbelastung zu schweren Schäden an Herz und Gefäßen führen kann. Hochdruckpatienten haben ein vierfach erhöhtes Infarktrisiko. Wesentlich gefahrloser leben in dieser Hinsicht Menschen mit zu niedrigem Blutdruck, der den Organismus sehr viel weniger belastet. Meist äußert er sich nur durch unangenehme Begleiterscheinungen wie vorübergehender Schwindel beim plötzlichen Aufstehen, häufige Müdigkeit, besonders morgendliche Antriebsschwäche, Konzentrationsstörungen, aber auch Schlafstörungen, Wetterfühligkeit, Sehstörungen und Neigung zu Kreislaufkollaps.

So wird Ginseng angewendet

Die Hochdruckbehandlung ist immer eine Sache des Arztes. Denn je nachdem, wie stark ihre Werte erhöht sind und Änderungen der Lebensgewohnheiten nicht ausreichen, um den Druck nachhaltig zu senken, kann eine kontrollierte medikamentöse Behandlung erforderlich sein. In jedem Fall aber müssen die geeigneten Maßnahmen mit dem Arzt abgesprochen werden. Wie der Blutdruck auf Ginseng reagiert, hängt sehr stark von Ihren persönlichen Voraussetzungen ab. Besonders wenn Sie zu einem hohen Blutdruck neigen, läßt sich nicht unbedingt voraussagen, ob eine Behandlung mit Ginseng Ihnen hilft. Bei einigen Patienten überwiegt nämlich der blutdrucksteigernde Effekt. Möglicherweise kann dann der amerikanische Ginseng mit stärker kühlenden Eigenschaften wirksamer sein. Kontrollieren Sie also regelmäßig Ihre Blutdruckwerte und passen Sie die Dosierung entsprechend an. Wenn Sie Ginseng über längere Zeit nehmen möchten, sollten Sie zwischendurch kontrollierte Pausen von ein bis zwei Wochen einlegen. Bei niedrigem Blutdruck zeigen bereits Mengen von 1 g Ginseng pro Tag oft innerhalb von zwei Wochen eine gute Wirkung. Sie sind weniger oft müde und kommen morgens schneller auf Trab.

So wirkt er

Der Blutdruck ist sehr stark abhängig von Ihrem inneren Gleichgewicht, der Regulation durch das Nervensystem, der andauernden Ausschüttung von Adrenalin und Streßhormonen. Hier zeigt sich der ausgleichende, der jeweiligen Situation angepaßte Effekt von Ginseng. Während er bei einigen Menschen deutlich den Blutdruck anhebt, wirkt er bei anderen eher normalisierend und senkend. Bei einem akuten Druckabfall wie Ohnmacht oder Infarkt setzt die stimulierende, steigernde Wirkung sehr rasch ein. In solchen Fällen setzt die traditionelle chinesische Medizin Ginseng in hohen Dosen zur Notfalltherapie ein. Wird Ginseng im Sinne einer besseren Anpassung und Schutz vor Streßfaktoren angesehen, so zeigt sich, vorsichtig und kontrolliert eingesetzt, auf die Dauer auch eine wirksame Hochdrucksenkung.

Das unterstützt

Salzreiche Ernährung muß nicht unbedingt zu Bluthochdruck führen, aber wenn bereits ein erhöhter Druck vorhanden ist, sollten Sie besonders sparsam mit Kochsalz umgehen. Das darin enthaltene Natrium speichert Flüssigkeit im Körper. Mehr als 2–5 g Salz am Tag sollten es nicht sein. Bei durchschnittlichen Eßgewohnheiten nehmen Sie aber 10–15 g täglich auf. Würzen Sie häufiger mit Kräutern.

Arteriosklerose

Arteriosklerose, auch Arterienverkalkung oder Atherosklerose genannt, ist eine degenerative Erbkrankheit der Blutgefäße. Eine der Ursachen sind Ablagerungen von Blutfetten wie Cholesterin, Kohlenhydraten, Bindegewebe, Blutzellen und Kalzium im Innern der Arterien und kleinen Arteriolen. Die Gefäße verlieren dadurch ihre Elastizität und die allmähliche Verdickung der Arterienwand behindert den Blutfluß und damit auch die Versorgung des Organismus mit Nährstoffen und Sauerstoff. Eine zusätzliche Gefahr besteht darin, daß durch das Einreißen einer Ablagerung Gerinnungsfaktoren freigesetzt werden und sich ein Blutgerinnsel bildet. Dadurch kann ein Gefäß auch an einer entfernt liegenden Stelle versperrt werden. Nicht alle Gefäßgebiete sind von den schweren Folgen der Arteriosklerose gleichmäßig betroffen. Überwiegend treten sie in den Arterien des Herzens, Gehirns oder der Extremitäten, insbesondere der Beine auf. Sind die Herzkranzgefäße oder wichtige Hirnarterien betroffen, hat dies schwere, oft tödliche Folgen. Erstes Anzeichen einer koronaren Herzkrankheit ist das Nachlassen der körperlichen Leistungsfähigkeit bei Belastungen. Bei der Angina pectoris tritt der Sauerstoffmangel des Herzens anfallartig mit starken, beklemmenden und angstauslösenden Schmerzen auf. Wird ein Gewebebereich des Herzens oder des Gehirns gar nicht mehr versorgt und stirbt ab, kommt es zum Herzinfarkt oder Schlaganfall. Bei starken Verengungen oder Verschlüssen der Bein- und Beckenarterien entwickeln sich schwere Durchblutungsstörungen, die zum sogenannten Raucherbein führen.

Wichtige Arteriosklerose-Risiken sind Störungen des Fettstoffwechsels mit hohen Cholesterin- und Triglyzeridspiegeln im Blut. Fettstoffwechselstörungen können Veranlagung sein. Häufiger sind die Ursachen jedoch überreichliches, fettes Essen oder Alkohol, Übergewicht, hoher Blutdruck, Rauchen, psychischer Streß und Bewegungsmangel. Aus den Ergebnissen zahlreicher Untersuchungen hat sich in den letzten Jahren ergeben, daß eine Senkung der Serumlipide auch das Herzinfarktrisiko vermindert. Sowohl zur Entstehung der Arteriosklerose als auch hinsichtlich der Bedeutung weiterer Risiken für den Herzinfarkt, beschäftigt sich die medizinische Wissenschaft noch sehr intensiv mit verschiedenen anderen Theorien. Eine davon ist manchen von uns vielleicht die angenehmste: Auch ein Glas guter, möglichst in Eichenfässern gelagerter Rotwein schützt vor dem Infarkt.

So wird Ginseng angewendet

Die Einnahme von Ginseng kann natürlich kein Ersatz sein für die Umstellung ungesunder Lebensgewohnheiten. Auch eventuell verordnete Medikamente, die den Fettstoffwechsel regulieren, müssen Sie unbedingt weiter einnehmen. Aber Ginseng unterstützt diese Maßnahmen und ist als Begleittherapie zu empfehlen. Nehmen Sie Ginseng vorbeugend in der Standarddosierung etwa vom 50. Lebensjahr an, besonders aber wenn bei Ihnen bereits erhöhte Cholesterinwerte festgestellt wurden.

So wirkt er

Ginseng wirkt sich günstig auf den Lipidgehalt des Blutes aus. Wahrscheinlich durch Aktivierung von Abbauenzymen wird der Cholesterin- und Triglyzerid-Gehalt gesenkt. Unverändert bleiben die schützenden HDL-Lipoproteine, denn die Leber wird angeregt, insbesondere LDL-Lipoprotein schneller zu verarbeiten und auszuscheiden. Da auch der oxidative Abbau von LDL die Arteriosklerose verstärkt, wird die antioxidative Wirksamkeit von Ginseng ebenfalls eine Rolle spielen. Die gleichzeitige Blutdrucksenkung entlastet das Gefäßsystem und die allgemeine Anregung des Stoffwechsels bewirkt eine bessere Energieversorgung in den gefährdeten Bereichen. Natürlich ist Ginseng nicht in der Lage, eine bereits bestehende Ablagerung von der Gefäßwand zu lösen und unschädlich zu machen. Aber zusammen mit anderen Maßnahmen, wie eine angepaßte Ernährung mit wenig tierischen Fetten und viel Bewegung, kann Ginseng dazu beitragen, die Arteriosklerose aufzuhalten.

Das unterstützt

Auch mit Knoblauch können Sie vorbeugend etwas gegen Arteriosklerose tun. Eine Knoblauchkur über vier Wochen mit 3 g frischem Knoblauch pro Tag führte in medizinischen Untersuchungen bei Gesunden zu einer Senkung des Serumcholesterinspiegels. Die Thrombozytenaggregation konnte bei 6 bis 10 g Knoblauch pro Tag deutlich gehemmt werden. Ersatzweise können Sie auch Fertigprodukte nehmen, zum Beispiel Knoblauchpulver. Etwa 2 g Pulver entsprechen rund 4 g frischem Knoblauch.

Entgiftungsorgan Leber

Die Leber ist schon allein durch ihre Größe und einem Gewicht von über 1 kg eine gewichtige Institution in Ihrem Körper. Aber als das zentrale Stoffwechselorgan hat sie auch ununterbrochen für lebenswichtige Vorgänge zu sorgen. Die Leberzellen sind auf ganz verschiedene Funktionen spezialisiert. Viele ihrer Aufgaben erfüllt die Leber mit Hilfe von Enzymen. Sie wandeln die aufgenommenen Nährstoffe Kohlenhydrate, Fette und Eiweiß um. Zusammen mit der Bauchspeicheldrüse kontrollieren sie den Blutzuckerspiegel. Fette baut sie zu Triglyzeriden und Cholesterin um. Aminosäuren kann sie aus Eiweiß abbauen oder selbst herstellen. Sie bildet die Gallenflüssigkeit und unterhält damit die Verdauung. Zugeführte Vitamine sind erst durch die Verarbeitung in der Leber wirksam oder können nur mit Hilfe von Gallensäure aufgenommen werden. Die Leber ist die Entgiftungsanlage für den ganzen Organismus. Sie sorgt für den Abbau und die Entsorgung schädlicher Stoffe wie Alkohol, bakterielle Zersetzungsprodukte, Umweltgifte oder Medikamente. Sie stellt einen großen Teil der Blutproteine und Gerinnungsfaktoren her. Ganz wichtige Aufgaben erfüllt sie auch für die Immunabwehr des Körpers. Die Leberzellen haben die Fähigkeit, sich bis zu einem hohen Maße zu regenerieren. Bei dauerhafter Überbelastung kommt es jedoch zu Leberverfettung und weitgehendem Abbau der Zellen, der Leberzirrhose.

Diese Zerstörung beginnt meist unbemerkt, weil die nervenlose Leber uns keine frühen Warnsignale in Form von Schmerzen gibt. Im Blut lassen sich aber vermehrt Leberenzyme (GOT und GPT) nachweisen, die aus den zugrundegegangen Leberzellen stammen. Erste spürbare Anzeichen können Oberbauchbeschwerden mit Völle- und Spannungsgefühl sein. Direkt betroffen ist die Leber von Alkohol-, Drogen- und Medikamentenmißbrauch. Äußerst anfällig ist sie für Vergiftungen und Infekte über das Blut. Hepatitis ist eine ansteckende Virusinfektion der Leber, die bisher nur vorbeugend durch Impfung behandelt werden kann. Je nach Virustyp kann sich aus einer Hepatitis eine chronische, sehr schwere Leberentzündung entwickeln.

Nach Auffassung der chinesischen Medizin verursachen Alkohol, scharf gewürzte Speisen, rotes Fleisch und verschiedene Stimulanzien einen Hitzezustand der Leber. Anzeichen hierfür können chronische Kopfschmerzen, trockene Augen, Stimmungsschwankungen sein. Da die Leber die Blutversorgung reguliert, sind Leberfunktionsstörungen auch für Schwächezustände oder Menstruationsbeschwerden verantwortlich. Die Leberfunktion wird nicht zuletzt von psychischen Einflüssen gesteuert, und auf der anderen Seite führen Störungen der Leber zu Spannungen und starken Gefühlsreaktionen.

So wird Ginseng angewendet

Selbstverständlich sollten unnötige Belastungen für die Leber, soweit Sie sie beeinflussen können, möglichst schnell abgebaut werden. Wie fett Sie essen oder wieviel Alkohol Sie trinken, haben Sie meist selbst in der Hand. Sind jedoch bereits Funktionsstörungen eingetreten, hilft eine Ginseng-Kur, daß sich die Leber schneller wieder erholt. Unterstützend wirkt Ginseng während und nach einem Alkohol- oder Medikamentenentzug. Ein guter Schutz für die Leber ist es, bereits vorsorglich ein bis zwei Wochen vor der Behandlung mit Medikamenten, die voraussichtlich eine Belastung für die Leber sein werden, mit der Ginseng-Einnahme zu beginnen. Frauen, die unter starken Menstruationsbeschwerden leiden, nehmen Ginseng einige Tage vor dem erwarteten Regelbeginn. Erfahrungsgemäß erleichtert die Beeinflussung der Leber, aufgestaute Gefühle und besonders Ärger zu lösen.

TIP

Vermeiden Sie bei Leberstörungen Ginseng-Zubereitungen, die Alkohol enthalten, wie die Tinktur oder die meisten flüssigen Fertigpräparate. Nur wenige Flüssigpräparate sind alkoholfrei, auch wenn der Alkoholgehalt nicht immer angegeben ist.

So wirkt er

Ginseng fördert den Stoffwechsel und entlastet die Leber bei einer ihrer Hauptaufgaben. Schadstoffe wie Alkohol oder chemische Stoffe werden schneller abgebaut. Bereits geschädigten Leberzellen hilft Ginseng, sich zu regenerieren, indem er für die Zellbausteine die Biosynthese von Eiweißmolekülen ankurbelt. Für bestimmte Ginsenoside wurde in Versuchen nachgewiesen, daß sie das Lebergewebe auch vor schädigenden Stoffen schützen. In der chinesischen Medizin kontrolliert die Leber den Fluß des Qi. Störungen des Leber-Qi sind darum die Ursache vieler anderer Disharmonien und Stauungen auch psychischer Art.

Das unterstützt
Es muß nicht immer Ginseng sein! Zur Unterstützung der Lebertätigkeit, zum Schutz und zur Regenerierung sind auch eine Reihe anderer Heilpflanzen geeignet. Mariendistel und Artischocke beispielsweise sind als Fertigpräparate im Handel. Unter den chinesischen Heilkräutern sind Hasenohr (Bupleurum falcatum), Schisandra (Schisandra chinensis) und die Knolle des vielblütigen Knöterichs (He shou wu) bekannte Lebermittel.

Abwehrschwäche

Daß Sie in einer »feindlichen« Umgebung überhaupt eine Überlebenschance haben, verdanken Sie nur Ihrem Immunsystem. Gegen alles Fremde, alle Angriffe auf die Gesundheit beispielsweise durch Krankheitserreger, Umweltschadstoffe, psychische Belastungen wehrt sich der Körper mit angeborenen Reaktionen oder einem spezifischen Abwehrsystem, das ständig neu hinzulernt und sich auf andere Situationen einstellen kann. Bei Überlastung zeigt das System aber bald Schwächen. Streß reduziert die körpereigenen Abwehrkräfte sehr deutlich. In solchen Situationen reichen die Selbstheilungskräfte nicht mehr aus, um die Angriffe abzuwehren. Sie werden öfter krank, sind anfälliger für Infekte der Atemwege oder der Haut, Herpesbläschen oder Akne treten auf. Der Organismus reagiert zunehmend allergisch oder kann sich nach einer Krankheit nur schlecht wieder erholen. Sie sind häufig müde und bereits kleine Anstrengungen belasten Sie mehr als früher. Heute werden auch einige Tumorarten auf die Schwächung des Immunsystems zurückgeführt. Eine Abwehrschwäche kann viele Ursachen haben. Sehr oft ist es eine allgemeine Überbelastung sowohl körperlicher als auch psychischer Art. Der Organismus muß sich mit zu vielen bekannten, aber auch immer mehr unbekannten Stoffen auseinandersetzen. Andererseits fehlt ihm vielleicht auch das Training, das er sich durch Bewältigung kleiner Infektionen beispielsweise aneignen könnte. Er ist den Anforderungen auch deshalb nicht mehr gewachsen, weil ihm die hektischen Lebensumstände keine Zeit für die notwendigen Erholungspausen zum Aufbau neuer Kräfte lassen.

So wird Ginseng angewendet

Ginseng wirkt zwar nicht gezielt gegen bestimmte Viren oder Pilze, Abgase oder Allergene, aber er mobilisiert die körpereigenen Abwehrkräfte. In einer Phase immer wiederkehrender Infekte oder der Verschlechterung von bestehenden Krankheiten ist eine aufbauende Kur mit Ginseng wirksam. Besonders sinnvoll ist sie auch im Herbst (siehe Seite 93). So hat der Körper die Chance, Reserven für die Zeit der höchsten Infektionsgefahr anzulegen.

So wirkt er

Durch die allgemein harmonisierenden und stärkenden Effekte hilft Ginseng mit, die Abwehrkräfte aufzubauen. Gleichzeitig macht es den Organismus insgesamt, aber auch bestimmte

Organe weniger anfällig gegenüber schädigenden äußeren Reizen. Nachweisbar ist, daß durch Ginseng eine deutliche Steigerung von immunologischer Abwehrvorgänge hervorgerufen wird: eine Aktivierung von sogenannten Freßzellen, den Phagozyten, und von T-Lymphozyten, deren Aufgabe darin besteht, Fremdstoffe zu vernichten, die vermehrte Bildung von Antikörpern, den Immunglobulinen IgG und IgM, und von Interferon, das die Vermehrung von Viren hemmt. Ginseng schützt außerdem vor der Abnahme von Leukozyten während einer bakteriellen Infektion. In klinischen Studien zeigten sich diese Wirkungen auf das Immunsystem nach einer Einnahme von zweimal 100 mg eines standardisierten Ginseng-Extrakts pro Tag.

Das unterstützt
Eine wirksame allgemeine Abwehrsteigerung läßt sich oft auch durch Kneipp'sche Anwendungen erreichen, die Sie gut zu Hause durchführen können. Besonders geeignet sind Wassertreten in einer mit Wasser gefüllten Badewanne (etwa 20 Zentimeter hoch) und Kaltwassergüsse. Allerdings sollten Sie sich zunächst mit Ihrem Arzt absprechen, was für Sie geeignet ist und wie es richtig gemacht wird.

Frauenleiden

Schwangerschaft

Nach alter Tradition werden in der chinesischen Kräutermedizin auch während der Schwangerschaft sehr wirksame und vor allem gut verträgliche Kräutermittel eingenommen. Sie sollen gegen die morgendliche Übelkeit helfen oder die Gefahr von

Fehl- oder Frühgeburten vermindern. Ginseng wird von Schwangeren vorwiegend als Stärkungsmittel verwendet, um Energie aufzubauen, die durch die zusätzlichen Belastungen schneller verbraucht wird. Sowohl Mutter als auch Kind können davon profitieren. Er ist aber nicht nur als allgemeines Tonikum wirksam, sondern hat auch Einfluß auf einige Schwangerschaftsbeschwerden. Hierzu zählen die Stoffwechselentgleisungen aufgrund der ungewöhnlichen Anforderungen wie Ödembildung, Ausscheidung von Eiweiß im Urin oder Schwangerschaftshochdruck (EPH-Gestose). In einer vergleichenden Untersuchung traten solche Symptome bei den Schwangeren, die Ginseng eingenommen hatten, weniger oft auf als in der Gruppe von Frauen ohne Ginseng-Einnahme. Auch während der Schwangerschaft wird Ginseng allgemein sehr gut vertragen. Nebenwirkungen sind nicht aufgetreten,
Wenn Sie Ginseng als Stärkungsmittel in der Schwangerschaft nehmen wollen, ist es in jedem Fall ratsam, vorher mit Ihrem Arzt darüber zu sprechen. Die von ihm festgelegte Dosierung sollten Sie auf keinen Fall überschreiten. Besondere Aufmerksamkeit ist bei bestehendem Hochdruck geboten. Bedenken Sie, daß Ginseng die Wirkung von Koffein und anderen Stimulanzien verstärken kann.

Menstruationsbeschwerden

Für viele Frauen ist der monatliche Zyklus mehr als nur ein lästiges Übel. Schon einige Tage zuvor und dann während der Regelblutung selbst treten verschiedene körperliche Symptome auf und die Stimmung rutscht zeitweise in den Keller. Prämenstruelles Syndrom heißen diese Beschwerden, die ab Mitte des Zyklus beginnen können und sich bis zum Beginn der Periodenblutung steigern. Weil sich die Durchblutung

steigert, mehr Wasser eingelagert wird und das Bindegewebe sich verstärkt, kommt es zu Spannungen, Druck- und Schmerzhaftigkeit in der Brust. Verstopfung, Blähungen, Kopfschmerzen und Schlafstörungen sind weitere Symptome. Häufig sind damit Stimmungsveränderungen mit Reizbarkeit, geringer Belastbarkeit und leichter Depression verbunden. Mit Einsetzen der Blutung lassen die Beschwerden meist nach.
Bei etwa der Hälfte aller Frauen sind die ersten beiden Tage der Periodenblutung mit krampfartigen oder stumpfen Schmerzen verbunden, die bis in den Oberbauch und den Rücken ausstrahlen. Übelkeit, Migräne und Kopfschmerz, Verdauungsbeschwerden und verminderte Leistungsfähigkeit kommen oft noch dazu. Die Auslöser vieler dieser Störungen sind nicht bekannt. Nur in seltenen Fällen sind organische Ursachen auszumachen. Stoffwechsel- und Elektrolytveränderungen spielen ebenso eine Rolle wie psycho-vegetative Einflüsse. Sämtliche Vorgänge des Zyklus werden durch ein raffiniertes Zusammenwirken von sechs verschiedenen Hormonen gesteuert, und hauptsächlich sind es hormonelle Schwankungen, die die Befindlichkeitsstörungen hervorrufen. Nicht weniger ausschlaggebend sind die äußeren Lebensbedingungen, die psychische Verfassung hat großen Einfluß. Obwohl normalerweise diese unangenehmen Begleiterscheinungen kein Grund zur Beunruhigung sind, sollten Sie mit Ihrem Arzt darüber sprechen.

Wechseljahre

Die Jahre vor und nach dem endgültigen Ausbleiben der Zyklusblutung, dem Klimakterium, sind eine Zeit einschneidender körperlicher und seelischer Veränderungen. Mit dem langsamen Nachlassen der Östrogenproduktion stellen auch die Eierstöcke ihre Tätigkeit ein. In dieser Zeit muß sich der Organismus auf starke Schwankungen und schließlich das fast vollständige Fehlen des Östrogens einstellen. Die hormonellen Umstellungen, die das Ende der biologischen Fortpflanzungsfähigkeit mit sich bringt, sind mit einigen typischen Veränderungen verbunden. Der monatliche Zyklus wird unregelmäßig, die Blutungen sind oft länger und stärker, die Scheidenschleimhaut verändert sich. Hinzu kommen Hitzewallungen, Schweißausbrüche, mangelnde Belastbarkeit, Stimmungslabilität, depressive Verstimmungen, Nervosität, Herzklopfen und Schlafstörungen. Diese Umstellung ist ein normaler Entwicklungsvorgang, den jede Frau durchmacht. Allerdings ist es individuell sehr unterschiedlich, wie stark die Leistungsfähigkeit und das seelische Gleichgewicht darunter leiden. Teilweise sind die Probleme im Zusammenhang mit den Wechseljahren auch eine Folge der Überbetonung von Jugendlichkeit in der Gesellschaft.

Nachgewiesen ist, daß der Hormonmangel auch ernste Langzeitfolgen mit sich bringt. Er führt nicht nur zur fortschreitenden Entkalkung der Knochen und erhöht das Osteoporoserisiko, sondern verstärkt auch die Gefahr von Herz-Kreislauf-Erkrankungen und Herzinfarkt. Seelische Ausgeglichenheit, Ernährung und Bewegung sind ganz wesentliche Faktoren, die sich eindeutig auf die körperlichen Symptome in den Wechseljahren auswirken.

Die moderne Hormonersatztherapie vermindert zwar für sehr viele Frauen die Gefahr, in späten Jahren an Osteoporose zu erkranken oder einen Herzinfarkt zu erleiden, sie ist jedoch mit den derzeitigen Präparaten nicht für jede gleich gut verträglich und wirft noch einige Fragen auf hinsichtlich der Langzeitauswirkungen. Es stehen aber andere garantiert nebenwirkungsfreie vorbeugende Mittel und Behandlungsmöglichkeiten zur Verfügung: verschiedene östrogenhaltige

Früchte, Gemüse und Getreide (Äpfel, Pflaumen, Sojabohnen, Karotten, Auberginen und Weizenkeime), verstärkt in die Ernährung einbeziehen, auf andere Nahrungs- und Genußmittel dagegen verzichten und für viel Bewegung sorgen.

So wird Ginseng angewendet

Bei starken Regelbeschwerden hängt die Einnahme vom Alter und der allgemeinen körperlichen Verfassung ab. Für gesunde jüngere Frauen ist meist eine Einnahme über ein bis zwei Monate ausreichend, um die Hormonschwankungen auszugleichen und zusätzliche Kraftreserven aufzubauen. Probieren Sie aus, ob es Ihnen guttut, einige Tage vor der kritischen Zeit kurzfristig eine höhere Dosis von täglich 2–4 g zu nehmen.
Das während der Wechseljahre aus den Fugen geratene körperliche und seelische Gleichgewicht läßt sich nicht innerhalb kurzer Zeit wieder ausbalancieren. Hier muß Ginseng über einen längeren Zeitraum regelmäßig eingenommen werden. Eine Langzeitkur (siehe Seite 50) ist darum am sinnvollsten.

So wirkt er?

Die Beschwerden sind überwiegend auf starke Schwankungen des Stoffwechsels und der Hormone zurückzuführen. Ginseng kann in beiden Bereichen ausgleichend wirken und die körperlichen und psychischen Symptome dadurch deutlich abschwächen. Er enthält selbst aber kein Östrogen oder östrogenähnliche Substanzen. Es ist eher wahrscheinlich, daß Ginseng als Adaptogen indirekt das gesamte Hormonsystem reguliert und Schwankungen angleicht, ohne daß eine Zunahme einzelner Hormone im Körper nachweisbar ist. Eine Besserung ist besonders bei Symptomen zu erwarten, die überwiegend auf einen Östrogenmangel zurückzuführen sind. Keinesfalls kann Ginseng jedoch nach den Wechseljahren als Hormonersatztherapie betrachtet werden.

Das unterstützt

Sowohl bei Regelbeschwerden als auch gegen Wechseljahrbeschwerden können Sie etwas unternehmen. Dazu zählen viel Bewegung, Entspannungsübungen und bewußte Ernährung.

Empfehlung für die Wechseljahre

Belastend für KALZIUMHAUSHALT und HERZ-KREIS-LAUFSYSTEM	EMPFEHLUNG FÜR DIE WECHSELJAHRE
Kaffee Erfrischungsgetränke Alkohol	Trinken Sie häufiger Tee, besonders grünen. Meiden Sie Erfrischungsgetränke; sie enthalten fast immer kalziumbindende Phosphate. Nur in mäßigen Mengen
Nikotin	Es vermindert Östrogen und Knochenmasse, erhöht das Krebs- und Infarktrisiko.
Zucker und Kohlenhydrate	Sie senken den Kalziumspiegel.
Fette	Für ausgewogenen Fettkonsum sorgen (15–30 % des täglichen Kalorienbedarfs); zu geringe Fettreserven verstärken die Symptome, weil Östrogen im Fettgewebe gespeichert wird.
tierisches Eiweiß	Es enthält viel ungesunde gesättigte Fette und Phosphate; pflanzliches Eiweiß bevorzugen.
Körpergewicht	Sehr niedriges Gewicht verlängert die Wechseljahre, verstärkt die Symptome, erhöht das Osteoporoserisiko; hohes Körpergewicht belastet Herz und Kreislauf.
Bewegung	Frühzeitiger, regelmäßiger Sport baut Knochenmasse auf, stärkt Herz und Kreislauf; auch während der Wechseljahre reduziert körperliche Aktivität das Osteoporoserisiko.

Krankheit und Rekonvaleszenz

Körperliche Schwäche und Erschöpfung können viele Gründe haben. Überlastung durch Beruf oder Familie und psychischer Streß sind einige der Faktoren. Häufig können Sie selbst an der belastenden, kräfteraubenden Situation etwas ändern, wenn Sie sich die Ursachen bewußt machen. Besonders akute und chronische Krankheiten zehren an den körperlichen Kräften. Eine Störung des organischen Funktionssystems kann sich erst dann zu einer Krankheit entwickeln, wenn die innere Abwehrlage aus dem Gleichgewicht geraten ist, und die Überwindung des Krankheitsüberfalls verbraucht schließlich noch zusätzliche Reserven. Sind Sie erschöpft, verzögert sich auch die Heilung. Ähnlich ist die Situation bei Verletzungen oder Operationen. Ein generelles Nachlassen der körperlichen Kräfte behindert die Heilung, fördert Komplikationen und macht Sie anfälliger gegenüber Infektionen. Zu einem allgemeinen Kräfteverschleiß führen besonders chronische Krankheiten. Häufig leiden die Betroffenen an Erschöpfungssymptomen und schneller Ermüdbarkeit. Zu den eigentlichen Krankheitssymptomen kommen oft Schlaflosigkeit, Appetitmangel, Verdauungsstörungen und Kreislaufbeschwerden hinzu.

Jede Krankheit, ob akut oder chronisch, stellt unabhängig von der körperlichen Belastung auch eine psychische Ausnahmesituation dar, die mit Streß verbunden ist. Abhängig von der individuellen Belastbarkeit kann eine solche Krise mehr oder weniger gut verarbeitet werden. Bei sehr schweren Erkrankungen führt sie häufig zu tiefen Veränderungen der Gesamtpersönlichkeit. Immer wieder zeigt sich, wie sehr psychische Kräfte Einfluß auf den Krankheitsverlauf nehmen. Es gibt Hinweise darauf, daß sich beispielsweise die Überlebenszeit von Krebspatienten verlängern läßt, wenn es gelingt, ihre seelische Verfassung positiv zu beeinflussen.

So wird Ginseng angewendet

Allgemeine Schwäche und Erschöpfung im Zusammenhang mit Krankheiten oder in der Rekonvaleszenz sind typische Fälle für eine Aufbaukur mit Ginseng. Beginnen Sie mit täglich 2 g und reduzieren Sie nach drei bis vier Wochen auf 1 g am Tag. Nach Absprache mit dem Arzt können Sie bei anstehenden Operationen schon einige Wochen vorher mit der Einnahme anfangen. Dadurch vermindern Sie den Streß des Eingriffs und bauen ein Kräftepolster auf, das Ihr Körper gut gebrauchen kann. Selbstverständlich nehmen Sie Ginseng bei schweren Erkrankungen nicht, ohne Ihren Arzt zu informieren. Bei Fieber und akuten Erkrankungen, die mit Entzündungen verbunden sind, ist Ginseng ungeeignet. In diesen Fällen nehmen Sie Ginseng erst, wenn die »Hitzephase« abgeklungen ist.

So wirkt er

Als Tonikum, das heißt zur Stärkung bei Erschöpfungszuständen wird Ginseng im ostasiatischen Alltag ebenso wie in der klassischen Medizin verwendet. Dies ist auch der Anwendungsbereich, für den es nach dem westlichen Arzneibuch geeignet ist. Seine Wirkung richtet sich bei krankheitsbedingten Schwächezuständen nicht auf die Behandlung bestimmter Erreger oder Symptome, sondern darauf, Kräfte zu mobilisieren und dort zu konzentrieren, wo sie gerade benötigt werden. Er unterstützt die Herz- und Kreislauffunktionen, fördert die Zellaktivität und regt den Stoffwechsel an, um die Heilung zu unterstützen. Bei Menschen, die schon während einer Operation mit Ginseng behandelt wurden, zeigten sich weniger Komplikationen und anschließend kürzere Erholungszeiten als bei solchen, die kein Ginseng erhalten hatten. In diesem Zusammenhang ist sicherlich von Bedeutung, daß Ginseng-Extrakte das Zusammenklumpen von Blutplättchen und Thrombozyten hemmen. Das Ginsenosid Ro wirkt nachweis-

lich entzündungshemmend. Ginseng regt die Selbstheilungskräfte durch die Stärkung der Immunabwehr an. Aufgrund einer Beeinflussung der Nieren- und Lebertätigkeit werden krankheitsbedingte Abbauprodukte und belastende Medikamente schneller aus dem Körper entfernt und Nebenwirkungen der Behandlung reduziert.
Zu einem Teil beruht die Ginseng-Wirkung, sei es im akuten Fall, bei chronischen Krankheiten, nach Operationen oder in der Rekonvaleszenz, auch auf der abschirmenden Eigenschaft gegenüber Streß. Das macht sich sowohl im organischen Bereich bemerkbar als auch in bezug auf die seelische Verfassung. Psychische Tiefpunkte können Sie mit Ginseng schneller überwinden. Es fällt oft leichter, sich auf eine Krankheit und damit verbundene veränderte Situationen einzustellen. Während der Erholungsphase sind die Anforderungen des Alltags viel leichter zu bewältigen.

WICHTIG

In manchen Fällen ist die Erschöpfung ein Hinweis auf eine möglicherweise noch unbekannte Krankheit, die dringend ärztlich behandelt werden muß. Anhaltende Erschöpfungszustände sind ein Warnhinweis, der Sie in jedem Fall zum Arztbesuch veranlassen muß. Beginnen Sie mit der Ginseng-Einnahme oder einer anderen Selbstbehandlung erst, wenn ernsthafte andere Ursachen ausgeschlossen sind.

Das unterstützt

Eine konzentrierte Fleischbrühe ist ein altes Hausmittel für Kranke und Genesende. Ähnliches empfiehlt die östliche Volksmedizin. Nach schweren Krankheiten sind dort »Kraftsuppen« mit tonisierenden Kräutern wie Ginseng sehr beliebt.

Eines der bekanntesten Rezepte ist die kräftigende Hühnersuppe mit Ginseng von Seite 68.

Kopfschmerzen und Migräne

Ein leichtes Brummen, nur ein Druck an den Schläfen, Kopfweh mit leichten Sehstörungen, ein stechender krampfartiger Schmerz mit Übelkeit und Erbrechen – dieser Schmerz kann zu jeder Tageszeit auftreten, langsam anschwellen oder plötzlich einsetzen. Kopfschmerz kann viele Gesichter haben. Sehr lang ist auch die Liste der möglichen Ursachen. Von Spannungskopfschmerz ist die Rede, wenn einer oder mehrere äußere Einflüsse eine Rolle spielen, wie Wetterfühligkeit, Unverträglichkeit von Arzneimitteln, Kaffee, Alkohol oder Rauch, schadstoffreiche Luft, Arbeit am Bildschirm, Sauerstoff- oder Bewegungsmangel. Daneben sind es vor allem seelische Konflikte, die Kopfzerbrechen bereiten. Lange Zeit unterdrückte Gefühle, wie Unzufriedenheit, Aggression und Wut können zu dauerhaften Kopfschmerzen führen. Andere Gründe sind zunächst nicht so leicht zu erkennen. Niedriger oder hoher Blutdruck, Haltungsfehler, Stirnhöhlenentzündung, Hormonschwankungen, innere Erkrankungen, Tumore, Kopfverletzungen sind nur einige der zahlreichen organischen Ursachen. Häufig wiederkehrende Kopfschmerzen, die nicht ohne weiteres zu erklären sind, müssen immer als Warnhinweis angesehen werden. Dem Grund sollte ein Arzt unbedingt nachgehen, denn sie können Zeichen einer anderen Erkrankung sein. Oft genug läßt sich aber keine andere Ursache finden. Der Kopfschmerz muß als eigenständige Schmerzkrankheit angesehen werden (idiopathischer Kopfschmerz). Wesentlich schwerer äußert sich im Vergleich zu anderen Kopfschmerzen ein Migräneanfall. Dieser starke, oft einseitige Kopfschmerz ist häu-

fig verbunden mit Flimmern vor den Augen, Schwindel, Übelkeit und Erbrechen. Noch gibt es keine eindeutige Erklärung dafür, wie ein solcher Anfall entsteht. Vermutet wird eine anlagebedingte Übererregbarkeit des Gehirns, die zu schmerzhaften, entzündungsähnlichen Vorgängen in den äußeren Gehirnhäuten führt. Ursache von Spannungskopfschmerzen sind dagegen das Zusammenziehen oder die Erweiterung von Gefäßwänden, die eine Reizung von Nervenenden und damit den Schmerz auslösen.
Nicht nur die Fahndung nach dem Auslöser, auch die Behandlung ist oft ein unlösbares Problem. Schmerztabletten sind jedoch in den meisten Fällen die schlechteste Lösung. Kopfschmerzmittel gehören zu den am meisten gebrauchten Medikamenten. Gerade bei Dauergebrauch besteht nicht nur eine Abhängigkeitsgefahr, sondern es kann zu ernsten Nebenwirkungen mit chronischen Leber- und Nierenschäden kommen.

So wird Ginseng angewendet

Bei häufig wiederkehrenden Kopfschmerzen oder Dauerschmerz, für die organische Erkrankungen ausgeschlossen werden, nehmen Sie Ginseng über zwei bis drei Monate regelmäßig morgens und abends ein. Eine Tagesdosis von mindestens 2 g Wurzel sollten Sie dabei erreichen, sofern Sie die Menge gut vertragen. Nach ein bis zwei Wochen können Sie erste Besserungen erwarten. Mit Einverständnis Ihres Arztes wenden Sie Ginseng auch parallel zu einer verordneten medikamentösen Behandlung an.

So wirkt er

Die Wirkung von Ginseng bei Kopfschmerz ist sicherlich nicht die eines Schmerzmittels. Unter den richtigen Voraussetzungen, nachdem direkte organische Ursachen ausgeschlossen wurden, reguliert Ginseng den Kreislauf, gleicht Blutdruckschwankungen aus oder entschärft Spannungssituationen. Länger dauernde Kopfschmerzperioden oder öfter wiederkehrende Schmerzen können dadurch gebessert werden. Dies ist oft der Fall, wenn die Kopfschmerzen Begleiterscheinungen von Herz- und Kreislaufproblemen sind. Im akuten Migräneanfall darf von Ginseng jedoch nicht zuviel erwartet werden. Bedenken Sie auch, daß sehr aktive, kräftige Menschen auf Ginseng mit einem Blutdruckanstieg reagieren, was den Schmerz verstärken kann.

Das unterstützt

Wenn Sie öfter unter Kopfschmerzen leiden und die Ursache nicht kennen, hilft ein Schmerzprotokoll weiter. Einen solchen Schmerzkalender bekommen Sie von Ihrem Arzt. Über einige Monate halten Sie darin die äußeren Umstände einer Kopfschmerzphase fest wie Zeitpunkt, Dauer, Speisen, Getränke und Tätigkeit. Nehmen Sie diese Angaben beim nächsten Arztbesuch mit. Gemeinsam kommen Sie den Ursachen und einem geeigneten Gegenmittel wahrscheinlich näher.

Atemwegserkrankungen

Durch den ständigen Kontakt mit der verschmutzten, keimhaltigen Atemluft ist das Atmungssystem dauerhaften Angriffen ausgesetzt. Aber es weiß sich dagegen auf verschiedene Weise zu schützen. Alle Atemwege, mit Ausnahme der Lungenbläschen, sind mit einer Barriereschicht, der Schleimhaut überzogen. Sie enthält, wie die anderen Schleimhäute auch, eine riesige Zahl von Schutzbakterien. Sie schirmen den Körper gegen Fremdkörper, krankmachende Erreger, Pilze und allergieauslösende Stoffe ab. Gleichzeitig beschäftigen sie das Immunsystem, bilden Abwehrkräfte und im Ernstfall auch

Fieber. Auch durch vermehrte Schleimabsonderung und die ununterbrochene Bewegung kleiner Flimmerhärchen wird dafür gesorgt, daß der ungebetene Gast zur Mund- oder Nasenöffnung zurücktransportiert wird. Der Schutz bewährt sich bei jedem Atemzug. Nach einigen Tagen sind in der Regel einfache Virusinfekte mit Schnupfen, Heiserkeit, Halsschmerzen oder einem vorübergehenden Husten von selbst oder mit Unterstützung einfacher Mittel überstanden.

Aus einer Erkältung können jedoch auch schwere Atemwegserkrankungen entstehen. Oft ist die Ursache hierfür die Überlastung durch verschiedene Schadstoffe aus der Luft. In trockener, klimatisierter Büroluft beispielsweise, oder durch Chemikalien, Autoabgase, Ozon oder Industrieanlagen können sich chronische Infekte der Nasennebenhöhlen, Bronchien und Lunge oder Allergien entwickeln. Die Situation verschlimmert sich noch durch Rauchen, mangelnde Bewegung an frischer Luft oder wenn der gesunden Bakterienbesiedlung der Schleimhaut durch Antibiotika oder falsche Ernährung das Leben schwergemacht wird. Auch psychische Überforderung kann die letzten Kraftreserven kosten.

Eine der häufigsten Entzündungen der Atemwege ist die Bronchitis, sie tritt akut oder chronisch auf. Sie entwickelt sich oft bei fieberhaften Erkältungskrankheiten, ist verbunden mit starker Schleimproduktion, die die normale Funktion der Luftwege behindert. Allgemeine Müdigkeit und Fieber sind häufige Begleiter.

So wird Ginseng angewendet

Die Behandlung mit Ginseng bei Atemwegserkrankungen soll zur Steigerung der körpereigenen Immunabwehr beitragen und ist besonders vor Beginn der Erkältungszeit im Herbst und Winter sinnvoll. Bei chronischen Erkrankungen der Bronchien und der Lunge steigert er gleichzeitig die Funktionsfähigkeit.

Für eine mindestens dreimonatige Einnahme sind konzentrierte Ginseng-Extrakte zu empfehlen. Am besten verteilen Sie die Tagesdosis von 200 mg auf jeweils 100 mg morgens und nachmittags. Die Heilung von akuten Erkältungskrankheiten mit oder ohne Fieber kann erst dann unterstützt werden, wenn das Schlimmste überstanden ist. In der chinesischen Medizin hat Ginseng eine starke Beziehung zur Lunge und wird bei Lungen-Disharmoniemustern als Herrscherdroge zusammen mit anderen Kräutern verwendet.
Bei einem Lungen-Qi-Mangel hilft ein Dekokt (siehe Seite 58) aus 6 g Ginseng-Wurzel, 9 g Astragaluswurzel, 3 g Schisandrafrucht, 12 g Rhemanniawurzel (Rhemanniae praeparata, Shu Di Huang), 3 g Maulbeerrinde, 3 g Purpurasterwurzel. Trinken Sie davon zweimal am Tag 100 ml. Diese Mischung stärkt Lunge und Niere, wirkt schleimlösend und hustenreizmildernd.

So wirkt er

Häufig auftretende Atemwegsinfekte lassen auf eine geschwächte allgemeine Abwehrlage schließen, die mit Ginseng wirksam gefördert werden kann. In einigen Untersuchungen hat sich außerdem gezeigt, daß sich ein Ginseng-Extrakt sehr günstig auf verschiedene Atemfunktionen auswirkt. Bei Menschen mit schweren chronischen Atemwegserkrankungen, die auf Sauerstoff angewiesen waren, ließen sich sowohl die Lungenfunktion als auch die Sauerstoffaufnahme und der Allgemeinzustand deutlich bessern. Die Besserungen fielen um so stärker aus, je schlechter der Zustand der Betroffenen war. Gerade Menschen mit anhaltender schlechter Energieversorgung durch chronische Atemwegserkrankungen können demnach von der tonisierenden Eigenschaft des Ginseng profitieren. Es ist anzunehmen, daß sich Ginseng auch auf andere, für das Atemsystem schädliche Faktoren günstig auswirkt: Minderung von Streßeinflüssen im Zusammenhang mit allergischen Erkrankungen und die Inaktivierung der Sauerstoffradikale im Ozon.

Das unterstützt
Atemwegskrankheiten können sehr erfolgreich mit pflanzlichen Heilmitteln behandelt werden. Für die unterschiedlichen Beschwerden stehen spezifisch wirksame Heilpflanzen zur Verfügung. Lassen Sie sich fachkundig beraten, welche Wirkstoffe für Ihr Problem die richtigen sind. Außerdem gibt es viele Möglichkeiten der Anwendung: innerlich zum Einnehmen oder als Tee, äußerlich zum Einreiben, als Inhalation oder Badezusatz.

Allgemeine Erschöpfung

Jeder kennt das: Nach einer anstrengenden Wanderung sind Sie auch am nächsten Tag noch müde, haben vielleicht sogar einen Muskelkater, ein besonders anstrengender Tag im Beruf mit viel Hektik, da fällt es am Abend schwer, sich noch zu konzentrieren. Nach einer gewissen Erholungszeit haben sich Körper und Geist in der Regel bald wieder erholt. Jüngere erholen sich wahrscheinlich etwas schneller als Ältere, einer der regelmäßig Sport treibt, steckt ein Zwei-Stunden-Spiel leichter weg als ein Untrainierter. Das ist völlig normal. Ein Problem wird es erst, wenn die Regenerationsphasen immer länger werden, das Gefühl von Mattigkeit und Energielosigkeit auch ohne erkennbaren Grund auftritt und fast zu einem Dauerzustand wird. Wie belastend dieser Zustand empfunden wird, ist sicherlich individuell sehr unterschiedlich. Viele bemerken ein Nachlassen ihrer geistigen und körperlichen Fähigkeiten, sind energielos, scheuen soziale Kontakte, sind

oft emotional leicht erregbar, leiden unter Schlaflosigkeit und Appetitmangel.
Mediziner sprechen von einem chronischen Müdigkeitssyndrom, wenn die Symptome über das normale, altersgemäße Maß hinausgehen. Die allgemeine Kraftlosigkeit und körperliche sowie psychische Schwäche sind die Folge von Überbeanspruchung und Verbrauch auf nervlicher und hormonaler Ebene. Wenn Wissenschaftler glauben, daß bis zu 20 Prozent der erwachsenen Bevölkerung in den Industriestaaten zumindest zeitweise darunter leiden, so liegt es nahe, einen direkten Zusammenhang mit den Lebensbedingungen zu sehen. Auch wenn diese Erscheinungen »nur« eine Störung des Wohlbefindens sind, belasten sie den einzelnen doch sehr stark und wirken sich auch auf sein soziales Umfeld aus.

So wird Ginseng angewendet

Ob harmloses Leistungstief oder ernsthafte Erkrankung – das kann nur Ihr Arzt feststellen. Wenn Sie den Eindruck haben, daß Ihre Leistungsfähigkeit allgemein nachläßt, sprechen Sie mit Ihrem Arzt oder Therapeuten darüber. Zur Auffrischung Ihrer geistigen und körperlichen Kräfte wird im Normalfall die Ginseng-Menge von etwa 2 g pro Tag für mindestens zwei bis drei Monate ausreichen. Für einen schnellen Aufbau nehmen Sie ein bis zwei Wochen lang 3 g oder die entsprechende Menge einer Zubereitung. Anschließend sollten Sie auf die geringere Dosis zurückgehen. Übertreiben Sie nicht mit der Menge. Durch hohe Dosen ist zwar unmittelbar mit einer Leistungssteigerung zu rechnen, aber gerade jüngere und auch ältere, sehr schwache Menschen vertragen hohe Dosierungen über längere Zeit nicht immer gut.

So wirkt er

Die Förderung der geistigen und körperlichen Leistungsfähigkeit war eine der ersten Ginseng-Wirkungen, die überhaupt im Test überprüft und bewiesen wurden. Aufgrund der adaptogenen Eigenschaften unterstützt Ginseng den Organismus, auf äußere biologische Reize besser zu reagieren. Der Anti-Ermüdungseffekt zeigt sich bei Menschen mit Störungen der Gehirndurchblutung oder mit altersbedingten Abbauerscheinungen der intellektuellen Leistung ebenso wie bei aktiven jungen Sportlern. Die Beeinflussung von Gehirnfunktionen ließ sich mit isolierten Ginsenosiden, die gegen Ermüdungserscheinungen gerichteten Wirkungen aber nur mit einem Gesamtextrakt nachweisen. Ginseng fördert beispielsweise die Regeneration der für die Reizübertragung zuständigen Nervenendigungen im Gehirn. In bezug auf die körperliche Leistung sind die Einflüsse auf Sauerstoffaufnahme und Glukosestoffwechsel besonders wichtig.

Das unterstützt

Nicht zu unterschätzen ist der Beitrag, den die Ernährung für eine gute Gehirnfunktion leistet. Trinken Sie reichlich, mindestens 2 l Flüssigkeit am Tag müssen es sein. Wenn es nicht aus anderen gesundheitlichen Gründen ratsam ist, darauf zu verzichten, greifen Sie in Maßen zum Salz. Es hilft, Flüssigkeit im Körper zu speichern. Den Gehirnnerven bekommt viel frisches Obst und Gemüse sehr gut. Alkohol ist dagegen, zumindest reichlich genossen, das reine Nervengift.

Psychische Verstimmung und Depression

Es gibt keine Krankheit, die sich hinter so vielen irreführenden Symptomen verbirgt und die mit so vielen anderen Leiden erst einmal verwechselt wird wie die Depression. Eine zeitweise niedergedrückte Stimmung und Traurigkeit kennt jeder. Es ist auch wichtig, solche Erfahrungen zu machen, weil sie Krisen bewußt werden lassen und zu ihrer Verarbeitung beitragen. Mit einer tatsächlichen Depression oder der leichteren Form, der depressiven Verstimmung, hat das jedoch nichts zu tun. In einer ernsthaften depressiven Krise beherrschen Traurigkeit und Hoffnungslosigkeit das Leben. Es geht einem nichts mehr von der Hand, das Interesse an der Umgebung läßt nach, ein Gefühl von völliger Nutzlosigkeit und Unfähigkeit breitet sich aus. Es fehlt an Energie, die Dinge selbst in die Hand zu nehmen. Weniger deutlich sind depressive Störungen zu erkennen, die sich in körperlichen, psychosomatischen Krankheiten darstellen. Herzprobleme oder ein schmerzender Rükken sind weder für den Kranken selbst noch für seine Umgebung als solche zu erkennen.

In seltenen Fällen sind es organische, stoffwechselbedingte oder ererbte Faktoren, die von innen her zu einer (endogenen) Depression führen. Auch einige organische Krankheiten wie Krebs, Rheuma, Schilddrüsen-, Leber- oder Darmstörungen können die Ursache sein. Oft entwickelt sich eine Depressionskrankheit als Reaktion auf äußere Anlässe (reaktive Depression): ein Ereignis, das Sie selbst nicht beeinflussen können, wie der Tod eines nahestehenden Menschen, schwere Krankheiten, Krisen in einer persönlichen Beziehung oder Mißerfolge im Beruf, einschneidende Lebensveränderungen, Wünsche und Hoffnungen, die sich nicht erfüllt haben. Auslöser können andererseits auch körperliche Überforderungen oder seelische Konflikte und längere Phasen großer psychischer Anspannung

ohne den entspannenden Ausgleich sein. All dies kann dazu führen, daß sich der Mensch in sich selbst zurückzieht, an sich selbst leidet. Trauer, Wut, Enttäuschung oder Ärger kann er nicht auf angemessene Art nach außen abgeben.
Die meisten Menschen werden nach einiger Zeit aus eigenem Antrieb mit der psychischen Disharmonie fertig. Verschiedene Hilfen bietet hier die Naturmedizin durch Heilpflanzen, Wasseranwendungen und mentales Training. Eine große Unterstützung sind außerdem verständnisvolle Partner und gute Freunde.
Manche Menschen bringen mehr als andere eine Anlage zu psychischen Störungen bereits mit. Meist sind sie schon eine längere Zeit mit Minderwertigkeitsgefühl, Selbstzweifeln und Ängsten belastet. In ernsten Fällen ist die medikamentöse Behandlung mit Antidepressiva unbedingt erforderlich und oft lebensrettend, denn viele depressiv Kranke sind in Phasen völliger Aussichtslosigkeit sehr in Gefahr.

So wird Ginseng angewendet

Keinesfalls ist eine schwere Depression ein Fall für Ginseng. Sie sollten sich unbedingt fachliche, ärztliche Hilfe holen. Eine depressive Verstimmung können Sie jedoch mit einer zwei- bis dreimonatigen aufbauenden Kur oftmals schneller und besser überwinden. Möglicherweise haben Sie beobachtet, daß Sie gerade im Herbst und Winter unter starken seelischen Problemen leiden. Dann ist der Herbst der richtige Zeitraum für eine vorbeugende Einnahme. Setzen Sie auch die Einnahme selbst als Mittel ein, aktiv zu werden und etwas für sich zu tun. Stellen Sie sich eine Tinktur selbst her oder gehen Sie dazu über, den Tee als Dekokt zuzubereiten (siehe Seite 57).

So wirkt er

Eine direkte antidepressive Wirkung wurde für Ginseng nicht

nachgewiesen. Er kann darum kein Ersatz für die häufig erforderliche medikamentöse Behandlung einer Depression sein. Er beeinflußt die Krankheit auf einem indirekten Weg, indem er allgemein die Vitalität steigert. Die Behandlung führt über eine vermehrte Energieproduktion. Mit zunehmender Leistungsfähigkeit gewinnt der Leidende seine Willenskraft und auch das Interesse am Leben zurück. Er kann die Krise leichter überwinden und vor allem lernen, richtig damit umzugehen und innere Stärke aufbauen. Neben dieser bioenergetischen Sicht kann der Ginseng-Effekt möglicherweise auch als Einfluß auf hormonelle Regelmechanismen des Gehirns angesehen werden.

Das unterstützt

Leichtere depressive Erkrankungen erfordern meist keine chemischen Antidepressiva. In diesen Fällen sind bewährte Heilpflanzen wie Johanniskraut oft ausreichend. Ob das für Sie zutrifft, sollte im allgemeinen ein Arzt entscheiden. Voraussetzung für die Wirksamkeit von Johanniskraut ist eine regelmäßige, ausreichend dosierte Einnahme über einen längeren Zeitraum. Trinken Sie mindestens vier bis sechs Wochen lang täglich 2 bis 3 Tassen Johanniskraut-Tee. Dazu übergießen Sie 1 bis 2 Teelöffel getrocknetes Kraut mit 1/4 l heißem Wasser übergießen, den Tee etwa 10 Minuten ziehen lassen und abseihen. Eine bequemere Lösung ist Johanniskraut-Extrakt, den Sie in Kapseln einnehmen. Dies ist außerdem die zuverlässigste Einnahmeform hinsichtlich des Wirkstoffgehalts. Auch wenn Sie sich nach einigen Wochen deutlich besser fühlen oder glauben, daß Sie völlig wieder hergestellt sind, sollten Sie die Einnahme fortsetzen. Symptomfreiheit bedeutet oft noch keine dauerhafte Heilung. Vorsorglich noch einige Wochen länger einnehmen.

Die Streßachse

Ein gemeinsames Prinzip der Ginseng-Effekte auf unterschiedliche Körperfunktionen ist das Phänomen Streßregulierung. Was läuft im Organismus ab, wenn er unter äußerer oder innerer Belastung steht? Mit welchen Mitteln gelingt es dem System, in solchen Fällen nicht zu sehr von seinem inneren physiologischen Gleichgewicht abzuweichen? Die Schaltzentrale dieses sehr sensiblen, hochspezialisierten Apparats liegt im Zwischenhirn, genauer gesagt im Hypothalamus, einem Teil des Zentralhirns und der Hypophyse, der Hirnanhangsdrüse. Sie bedienen sich weiterer hormonproduzierender Organe, besonders der Nebenniere. Die Gesamtheit dieser Drüsen wird endokrines System genannt. Botendienste übernehmen die Nervenbahnen und die Hormone. Das vegetative Nervensystem, das nicht Ihrem Willen untergeordnet ist, überwacht aufmerksam jede Veränderung und hält den Körper in ständiger Alarmbereitschaft. Gegebenenfalls läßt es vom Nebennierenmark beispielsweise Adrenalin aussenden, um schlagartige Reaktionen auf Blutdruck oder Herzschlag auszulösen.
Neben dieser akuten Veränderung gilt es aber auch, langfristige Abläufe zu koordinieren. Für einige dieser Vorgänge ist ebenfalls die Nebenniere zuständig, diesmal jedoch die Nebennierenrinde. Ihr wesentlicher Beitrag mit weitreichenden Folgen für den ganzen Organismus ist die Bereitstellung von Steroidhormonen, den Kortikoiden wie Kortisol. Auftraggeber für beide Hormontypen ist die Hypophyse. Der erforderliche Bote ist das adrenokortikotrope Hormon, kurz ACTH genannt. Die Hypophyse selbst bekommt ihre Anweisungen von der übergeordneten Kontrollstelle im Zwischenhirn, dem Hypothalamus. Er ist der eigentliche Drahtzieher. Er kontrolliert, ob ausreichend Kortikoide im Umlauf sind und läßt die Produktion gegebenenfalls drosseln oder steigern.

Der Hypothalamus hat Verbindung zum Limbischen System, das für das Bewußtsein und den Wachzustand verantwortlich ist. Hier werden die zum Gehirn gerichteten Signale und in sinnvolle, koordinierte, motorische oder unbewußte vegetative Leistungen verwandelt. Der Hypothalamus verteilt also zum größten Teil über die Nebenniere Aufträge an den Stoffwechsel, die Wärmeregulation, den Appetit und vieles mehr. Gleichzeitig steuert er das Sexualverhalten, das Wachstum und kann die Gefühlsreaktionen beeinflussen. Somit ist er auch als Schnittstelle zwischen Körper und Geist anzusehen.

Die Streßbewältigung im Organismus wird also mit Hilfe der Streßhormone vorgenommen, die die Nebennierenrinde produziert. Ihre Zielorgane können beispielsweise die Leber, das Blut, die Muskeln, die geistige Aktivität sein. Die Nebennierenrinde scheint auch ein Drehpunkt der Ginseng-Wirkung zu sein. Ginseng verbessert eindeutig die Reaktion auf Streßsituationen. Welche Rolle spielen dabei die beiden anderen beteiligten der Streßachse? Es konnte nachgewiesen werden, daß der Körper auf die Hypophyse verzichten könnte. Ginseng war in der Lage, die Stärke der ACTH-Befehle zu verändern. Da Ginsenoside die Bluthirnschranke offenbar nicht durchdringen, wird angenommen, daß sie zunächst die Nebenniere aktivieren und dadurch eine Rückwirkung auf das ACTH auslösen. So scheint es sehr wahrscheinlich, daß Ginseng auf diesen Wegen Einfluß auf das endokrine Regelsystem der Streßsteroide von Hypothalamus, Hypophyse und Nebenniere nehmen kann. So ließe sich auch, je nach Situation, die Wirkung der harmonisierenden Heilpflanzen erklären. Wenn der Organismus chemische Wirkstoffe bekommt, beeinflussen sie ihn in der Regel ununterbrochen, ohne auf seine Zustandsänderungen einzugehen. Die Spezialität der adaptogenen Stoffe liegt nun darin, daß sie nur dann wirksam werden, wenn das System Hilfe braucht. Der amerikanische Ginseng-Forscher Stephen Fulder faßt die hormonellen Ginseng-Effekte auf das Streßgeschehen zusammen:

Hormonelle Ginseng-Effekte
- Ginseng kann die Produktion und Wirksamkeit von Streßhormonen sehr deutlich steigern.
- Er bereitet in den Organen Anlegestellen vor, die in Belastungszeiten von den ausschwärmenden Hormonen leichter zu finden sind.
- Der Hypothalamus, die zentrale Koordinationsstelle der Streßbewältigung, reagiert durch Ginseng empfindlicher auf Streßhormone und steigert die Produktion, wenn die Situation es erfordert.
- Hält eine Belastung längere Zeit an, wird die Bereitstellung dagegen heruntergefahren.

Hirnleistungsstörungen

Wenn die Gehirntätigkeit etwa ab Mitte Dreißig schwächer wird, äußert sich das meist als erstes im Nachlassen des geistigen Leistungsvermögens. Am deutlichsten zeigt es sich im alltäglichen Lernen. Die Fähigkeit, Informationen zu erfassen und zu verarbeiten, nimmt ab. Weniger bekannt ist, daß auch Veränderungen des Gefühlslebens ihre Ursache in einer gestörten Gehirnfunktion haben können. Die Betroffenen sind überreizt, reagieren oft völlig unangemessen oder sind in trübsinniger Stimmung.
Abbau und Aktivierung neuer Nervenzellen halten sich lange Zeit die Waage. Erst wenn die Zerstörung fortschreitet, liegt eine Hirnleistungsstörung oder Demenz vor. In vielen Fällen

sind es vermutlich immer wieder auftretende örtliche Durchblutungsstörungen, die die Gehirnnerven auf die Dauer schädigen. Charakteristisch für diese vaskuläre Demenz ist eine schubweise Verschlimmerung.
Mehr als die Hälfte der Demenz-Patienten leidet an einer krankhaften Form der Funktionsstörung, der Alzheimerschen Krankheit. Sie unterscheidet sich wesentlich von den normalen Alterungsvorgängen, da Eiweißablagerungen die Informationswege im Gehirn unterbrechen.

So wird Ginseng angewendet

Sowohl plötzlich auftretende oder langsam fortschreitende Störungen des Gehirns können mit Ginseng wirksam behandelt werden. Im Akutfall liegt der Verdacht eines Infarkts nahe und die Behandlung muß unbedingt mit dem Arzt abgesprochen werden. Bei beginnendem Leistungsabfall empfiehlt sich eine Langzeiteinnahme (siehe Seite 50) über mehrere Monate. Es gibt viele erfolgversprechende Behandlungsmethoden, die Sie mit Ginseng kombinieren sollten.

So wirkt er

Bei der Behandlung von Hirnleistungsstörungen ist es möglich, den Nervenzellen das Leben zu erleichtern. Ginseng regt die Gehirndurchblutung an und verbessert die Sauerstoffversorgung der Nervenzellen. Außerdem kann er den Stoffwechsel regulieren und kurzzeitige Mangelzustände ausgleichen. Eine Ursache der Alzheimerschen Demenz ist möglicherweise ein Mangel an Nervenbotenstoffen, die unter anderem die Gedächtnisleistung übermitteln. Es ist nachgewiesen, daß Ginseng die Produktion solcher Neurotransmitter anregt.

Das unterstützt

Ein gutes Gedächtnis ist auf die Harmonie mit dem Körper angewiesen und umgekehrt. Trainieren Sie ihr Gedächtnis mit kleinen Übungen. Schauen Sie kurz aus dem Fenster und prägen Sie sich soviel wie möglich ein. Dann drehen Sie sich weg und lassen laut das gewonnene Bild wieder auferstehen. Testen Sie Ihre normalen Wahrnehmungsfähigkeiten mit scheinbar simplen Fragen wie: Wieviel Streben hat mein Regenschirm? Wieviel Knöpfe hat meine Bluse oder Hemd? Wie oft steht die 20 auf dem Zwanzigmarkschein? Überlegen Sie sich bewußt solche Übungen, wenn möglich zu zweit, und führen Sie sie bei jeder sich bietenden Gelegenheit durch.

Anhang

Büchertips

Daiker, Ilona/Kirschbaum, Barbara; Die Heilkunst der Chinesen, rororo, Hamburg, ISBN 3-499-60275 X

Fulder, Stephen; Das Buch vom Ginseng, Goldmann Verlag München, ISBN 3-442-13836-1

Klock, Peter; Ginseng – das Geheimnis des grünen Goldes. Kultur, Verarbeitung, Wirkung; Verlag Lagerstroemia, Hamburg, ISBN 3-929248-00-X

Kreuter, Marie L.; Wunderkräfte der Natur, Alraune, Ginseng und andere Wurzelwunder, Ariston Verlag, ISBN 3-7205-1179-0

Rumrich, Manfred; Ginseng neu gesehen, Verlag Waltraud Baumeister, Stuttgart, ISBN 3/926704-05-5

Hilfreiche Adressen

Erste Deutsche Klinik für Traditionelle Chinesische Medizin
Ludwigstraße 2
93444 Kötzting
Tel. 0 99 41/60 90

Spezialklinik Höhenkirchen für Naturheilverfahren
Bahnhofstraße 16
85635 Höhenkirchen
Tel. 0 81 02/89 30

Klinik am Steigerwald
Zentrum für biologische Heilverfahren und chinesische Medizin
97447 Gerolzhofen
Tel. 0 93 82/94 91 00 oder 0 93 82/94 92 00

Internationale Gesellschaft für Chinesische Medizin e. V.
SMS – Societas Medicine Sinensio
Franz-Josef-Straße 38
80801 München
Tel. 0 89/33 56 74

Register